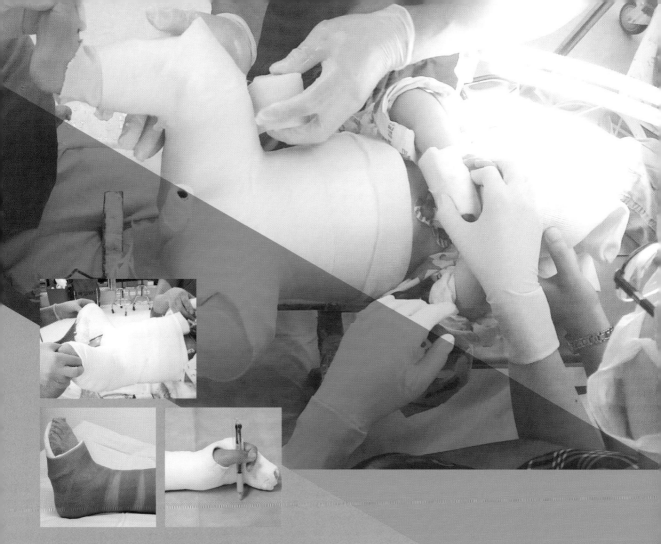

부목 석고붕대 견인법

M A N U A L   O F
SPLINT, CAST
AND TRACTION

군자출판사

부목 석고붕대 견인법

첫째판 1쇄 인쇄 | 2017년 1월 2일
첫째판 1쇄 발행 | 2017년 1월 15일

지 은 이   최인호, 조태준, 유원준, 박문석, 이명호, 김선욱
발 행 인   장주연
출 판 기 획   옥요셉
편집디자인   서영국
표지디자인   이상희
일 러 스 트   이호현
발 행 처   군자출판사
            등록 제 4-139호(1991. 6. 24)
            본사 (10881) **파주출판단지** 경기도 파주시 회동길 338(서패동 474-1)
            전화 (031) 943-1888   팩스 (031) 955-9545
            홈페이지 | www.koonja.co.kr

ISBN 979-11-5955-115-4

정가 35,000원

지난 수 십 년간 정형외과학의 분야는 골, 연골, 인대 등에 관한 기초 학문의 증진과 더불어 임상적으로도 괄목한 발전을 이루어, 새로운 개념에 입각한 다양한 치료법들이 속속 도입되고 있습니다. 외상분야만 하더라도 경피적 내고정술, 최소 침습 내고정술 등의 술기가 발전하면서 상대적으로 부목, 석고붕대 및 견인을 이용한 비수술적 치료법의 중요도는 크게 감소하였습니다. 그 결과로, 여러 질환과 외상의 치료에 이용할 수 있는 부목, 석고붕대 및 견인법에 대한 교육이 학생이나 전공의 교육과정에서 차지하는 비율도 미미하게 되어버렸습니다. 하지만, 소아골절의 치유를 위해서라든지, 술전 및 술후 처치로서 골관절의 고정이 필요한 경우, 부목, 석고붕대 및 견인법을 사용해야 할 때가 적지 않기 때문에 부목, 석고붕대 및 견인법을 정형외과 전문 역량의 한 필수 분야로 인식하여야 한다고 생각합니다.

그동안 우리말로 된 정형외과학을 비롯하여 많은 (세부)정형외과학 관련 책자들이 발간되었음에도 불구하고 아직까지 부목, 석고붕대 및 견인법에 대한 전문적인 책자는 발간된 바가 없습니다. 이를 안타깝게 여겨 금번 서울의대 정형외과학교실의 소아정형외과 담당 교수진들은 서울대병원의 석고기사 선생님들과 함께 부목, 석고붕대 및 견인법에 관한 전문적인 일종의 매뉴얼과 같은 기술 편람의 성격을 띠는 책자를 발간하게 되었습니다. 이 책이 정형외과 분야에 종사하는 모든 전공의, 전문의 및 석고기사들께서 부목, 석고붕대 및 견인법에 대한 정확한 지식과 술기를 습득하여 환자에 적용 시킬 때 실질적인 도움이 되는 지침서가 되기를 희망합니다.

이 책은 부목, 석고붕대 및 견인법의 원리의 이해를 바탕으로 정확히 어떤 경우에 어떻게 적용할지, 함정과 합병증을 피하기 위한 방법은 무엇인지를 자세히 기술하고 있습니다. 제1장은 총론으로서 부목, 석고붕대 및 견인에 대한 일반적인 개요와 함께 준비 물품 및 기구, 부목 및 석고 고정, 그리고 견인에 대한 기본 원칙 및 환자 교육 내용을 기술하였습니다. 제2장부터 제7장까지는 각론으로서 상, 하지 부목 및 석고붕대 고정법, 그리고 견인술기에 대하여 자세히 기술하였습니다.

끝으로 이 책이 나오기 까지 많은 원고를 정리하고 출판을 주도한 조태준 교수, 유원준 교수, 박문석 교수, 책에 실린 증례들의 사진과 동영상 등을 도맡아 준비해주신 서울대병원 석고기사 이명호 선생님, 김선욱 선생님께 감사드립니다. 또한 좋은 책을 만들기 위하여 노력을 해주신 군자출판사 관계자 여러분들께도 감사를 올립니다.

2016년 12월
서울대학교 의과대학 정형외과학교실
교수 최인호

목차 (CONTENTS)

I. 총론

II. 상지 부목 및 석고붕대법

III. 하지 부목 및 석고붕대법

IV. 체간 석고붕대법

V. 상지 견인술

VI. 하지 견인술

VII. 척추 견인술

이 책은 2017년 3월 E-Book으로 출간됩니다.

종이책을 구입하신 고객께서는 E-Book을 할인된 가격에 구입하실 수 있습니다.

E-Book 추가구매를 원하시는 고객께서는 아래의 QR코드가 담은 글자를 군자출판사에 알려주세요.

Tel : 070) 4458-7799

E-mail : medical01@koonja.co.kr

1 총론

Ⅰ. 부목(splint)

척추와 사지의 일부분의 움직임을 제한하거나 고정시켜 보호하기 위하여 해당 부위의 단면 중 일부분에는 고형 물체를 대고 탄력붕대 등으로 그 고형물체에 신체부위를 고정하는 장치를 지칭한다. 반면, 척추나 사지의 단면을 고형물체로 완전히 감싸서 고정하는 것은 다음 장에서 다룰 석고붕대(cast)라고 한다.

부목이란 말은 나무판이나 막대기로 제작하던 시절에 만들어진 용어이나 지금은 목재, 금속, 석고, 합성석고 등 여러 가지 재료가 사용되고 있다.

기원전 300년경 히포크라테스는 골절된 사지에 나무 부목을 대고 붕대를 감아서 골절 부위를 고정했으며 정복술과 부목술을 자세히 기록했고 1217년에는 Gersdorf는 목재 부목을 고안하고 이를 감는 방법까지 자세히 기술하였다. 재료상의 변화 및 차이는 있으나, 골절 부위의 고정, 보호, 압박 등을 목적으로 이용되었으며, 이를 통해 골절 주위의 연부 조직 손상을 피할 수 있고, 폐쇄성 골절이 개방성 골절로 되는 것을 방지하며 환자의 통증을 감소시켜주었다. 골절 뿐 아니라 여타 근·골격계통에 문제가 발생한 환자에게도 적용하게 되었다. 부목 고정의 목적은 움직임의 제한, 변형의 교정이나 방지, 손상 부위의 향후 기능 회복, 치유되어가는 조직의 보호와 성장 및 재건 항진 등이다.

1. 개요

부목 재료의 이상적인 조건으로는 응급 상황에도 쉽게 적용이 가능하도록 고정이 빠르고 효과적이며, 가볍고, 어느 부위에나 쉽게 적용할 수 있으며, 운반과 보관이 쉽고, 방사선이 투과되며 저렴할 것 등인데, 대표적인 부목 재료로는 석고 이외에도 크기 별로 상품화 되어 있는 합성섬유 소재의 부목과 알루미늄 부목 등이 있다. 골절에 적용하는 경우, 병원으로 이송할 때 까지 임시로 사용하거나 또는 치료가 종결될 때까지 지속적으로 사용하기도 한다.

2. 준비물품 및 기구

1) 상온의 물과 양동이

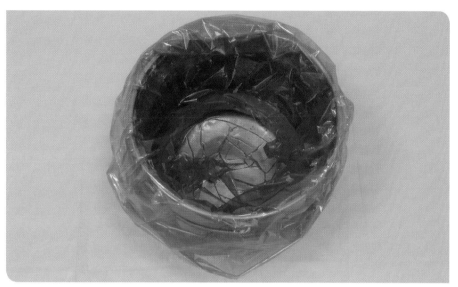

Fig 1-1-1 물과 양동이

2) 솜붕대

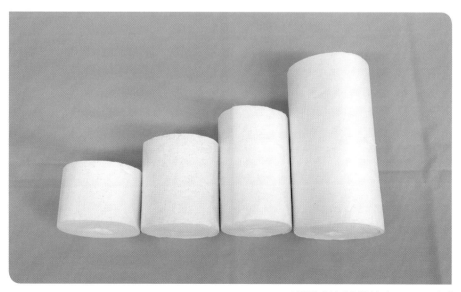

Fig 1-1-2 인치별 솜붕대(왼쪽부터 2, 3, 4, 6 인치)

3) 탄력붕대

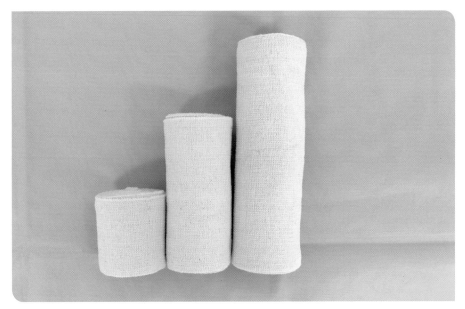

Fig 1-1-3 인치별 탄력붕대(왼쪽부터 2, 4, 6인치)

4) 면 반창고

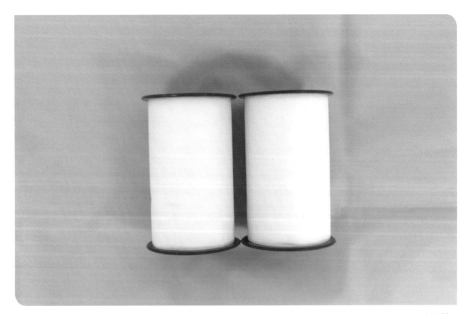

Fig 1-1-4 면 반창고

5) 크기별 부목(성인기준 상지 3~4인치, 하지 5~6인치)

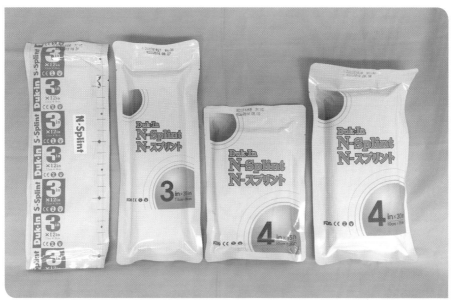

Fig 1-1-5 너비 3~4인치 splint(왼쪽부터 3×12, 3×35, 4×15, 4×30 인치)

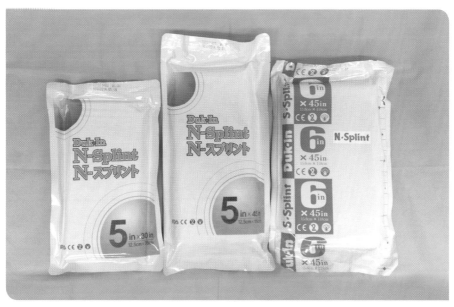

Fig 1-1-6 너비 5~6인치 splint(왼쪽부터 5×30, 5×45, 6×45 인치)

6) 정형외과용 가위

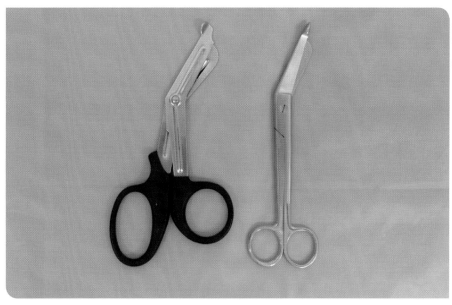

Fig 1-1-7 정형외과용 가위(좌: Universal bandage scissor, 우: Lister bandage scissor)

7) 탈부착이 가능한 형태의 부목(종류별 Yogips)

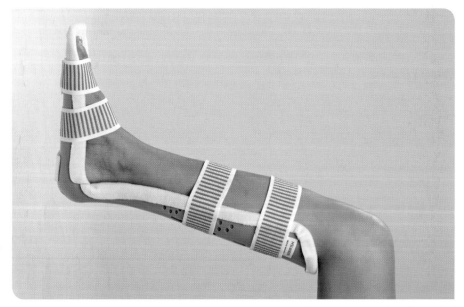

Fig 1-1-8 Removable splint(Yogips)

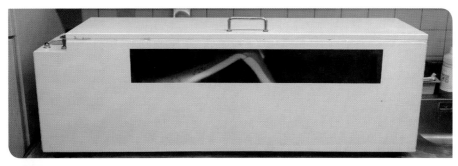

Fig 1-1-9 ▲
열처리 기기

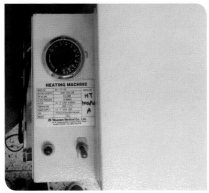

Fig 1-1-10 ◀
열처리 기기의 온도 조절계

총론 · I. 부목(splint)

3. 부목 고정의 기본 원칙

1) 개방성 골절, 각변형된 골절, 전위된 골절, 정복되지 않은 탈구, 신경혈관계 손상을 가진 환자는 부목 고정 전에 정형외과 의사의 평가를 받아야 한다.

2) 환자에게 부목 고정의 필요성을 설명하고 필요 하다면 진통제를 투여하여 환자를 안정 시킨다.

3) 부목 고정 이전에 반드시 손상 원위부의 신경 손상 및 혈행 이상 여부를 평가하고 기록 한 뒤, 적용 후 다시 평가하여 비교해야 한다.

4) 부목을 고정하고자 하는 부위를 완전히 노출시키고, 손상된 피부 병변이 있다면 건조한 소독포로 드레싱을 한다.

5) 적당한 크기와 형태의 부목을 선택해야 한다. 일반적으로는 적용하고자 하는 사지 둘레 의 절반 정도를 덮을 수 있는 너비의 부목을 사용하는 것을 권고하는데 상지의 경우 3~4인치 너비, 하지의 경우 5~6인치 너비의 상품화된 부목을 주로 사용한다. 사지의 크기가 더 작은 영유아 또는 소아에서는 필요한 정도의 크기로 부목 재료를 잘라서 사 용한다.

6) 적당한 길이로 부목을 재단한다. 짧은 부목은 골절 부위를 더 위험하게 하고, 긴 부목은 관절의 운동이 필요한 부위를 과하게 제한하며 환자를 불편하게 할 수 있기 때문이다.

7) 부목 적용 부위에 뼈로 인한 돌출 부위가 있으면(발뒤꿈치나 비골 두 부위 등) 향후 압박으로 인한 손상이나 궤양 등을 일으킬 수 있어 솜을 이용해 추가 패딩을 시행하고, 손가락이나 발가락 부위까지 부목으로 고정 시 습기 등으로 인해 피부가 손상될 수 있으니 사이사이에 거즈를 얇게 끼운다.

8) 부목을 물에 적신 후 10분 정도 이내에 부목 적용이 완료될 수 있도록 하는데, 부목에서 물을 짜낼 때 구겨지는 부위가 없도록 주의하고, 부목이 굳는 과정에서 발열 반응이 발생하여 화상을 유발 할 수도 있으므로 실온 이상의 고온의 물을 사용해서는 안 된다(특히 고령 환자나 당뇨 환자, 피부가 약한 소아 환자에서는 더욱 주의를 요한다).

9) 부목 고정은 가능하면 골절이나 탈구된 관절을 포함한 근위부, 원위부 관절 모두를 포함해야 한다.

10) 솜 붕대는 수상 부위가 가장 밀착되는 크기를 선택하고 적절한 압박력을 제공할 수 있는 강도로 1/2 ~ 2/3 정도가 겹치도록 사선 방향으로 원위부에서 근위부로 감아 올리는데 이때 구겨지지 않도록 솜 붕대 일부를 자르거나 찢어서 감는다.

11) 탄력붕대를 감을 때에는 손목에 힘을 주면서 과도하게 당겨 감지 않도록 주의한다. 이로 인한 과도한 압박력에 의해 피부 괴사가 발생할 수도 있다. 또한 부목 주형(mold-ing)시에 손가락 사용에 있어 과도한 국소적 압력이 가해져 향후 압박 궤양을 유발할 수 있으므로 가급적 손바닥을 이용하고, 부목의 끝부분에 의해 피부 손상이 발생할 수 있으므로, 날카롭지 않도록 잘 다듬어야 한다.

12) 특수한 상황들을 제외하고 부목 고정 기간 중 수상 부위 관절의 기능 소실, 강직 등을 예방하기 위해 적용 부위 관절의 기능적인 자세를 유지해 주어야 한다(예를 들어, 수부 부목 고정의 경우 손목은 15~20도 신전, 중수지관절은 60~80도 굴곡, 지관절은 0도가 되는 이른바 내재근 양성 위치를 만들어 줌).

13) 붕대의 마지막 부분을 고정할 때에는 핀보다는 면 반창고를 이용해 고정하는 것을 권장한다(견관절을 고정하는 스타키넷으로 만든 벨포슬링 등은 예외).

14) 부목 고정 후 과도한 움직임이나 체중 부하는 통증 및 부종의 증가, 부목 파손의 원인이 되므로, 환자에게 목발과 일부 상황에서는 팔걸이(sling)를 제공한다(약 6세 이상이면 목발 사용을 교육하여 사용할 수 있게 한다).

15) 부목 고정 이후에도 부종의 감소를 위해, 이학적 검사를 통한 향후 재평가 때까지 환자에게 침상 안정, 수상 부위 거상, 비닐팩 등을 이용한 얼음 찜질 등을 교육하고 부목이 물에 젖지 않도록 주의시킨다.

16) 부목 고정 부위나 그 원위부에서 통증의 증가, 마비감, 저린감 발생 시 의사에게 빠른 시간 내에 재평가 받는 것을 교육한다.

17) 5P sign(Pain, Pallor, Pulselessness, Paresthesia, Paralysis)의 평가를 부목 고정의 적정성과 신경혈관적 상태를 알아보기 위해 시행한다.

Ⅱ. 석고붕대(circular cast)

　　석고붕대는 두 가지 의미를 가질 수 있다. 첫번째는 1854년 프랑스 군의관이던 Antonius Mathysen이 전장에서 흔히 발생하는 골절의 치료에 사용하기 위하여 헝겊에 소석고 분말을 입힌 재료를 말하며 프랑스에서 개발된 붕대라는 뜻에서 plaster of Paris라고도 불리우는 재료이다. 1970년대에 화학 섬유를 이용한 붕대가 개발되면서 현재의 가볍고 단단하면서도 방사선 투과성이 좋은 유리섬유붕대(fiberglass cast)와 폴리에스터붕대(polyester cast) 등과 같은 합성석고붕대(plastic cast)도 널리 사용되고 있다.

　　두번째로는 소석고 분말 붕대 또는 합성석고붕대를 이용하여 척추 또는 사지의 특정 부위의 단면을 완전히 감싸서 고정하는 장치를 지칭할 때에 circular cast라고 하는데 한글 용어로는 역시 석고붕대(속칭 깁스(gips))라고 한다. 본 장에서는 이런 의미에서의 석고붕대를 기술한다.

　　소석고 분말 붕대나 유리섬유 붕대를 물에 담그면 화학적 반응에 의하여 점차 굳어지게 되는데 그 전에 붕대를 신체 부위에 감아서 제작한다.

　　골절, 탈구, 인대 손상으로 인한 고정이 필요할 때, 척추 또는 하지 골절을 안정화시켜 조기 거동이 가능하도록 해야 할 때, 관절을 안정화하거나 고정해서 기능을 향상시켜야 할 때, 선천성 만곡족(congenital clubfoot)이나 발달성 고관절 이형성증(developmental dysplasia of the hip)과 같이 관절을 특정 위치에서 고정하고자 할 때, 근육신경학적 불균형에서 오는 변형을 예방하고자 할 때 사용한다. 일반적으로 부목에 비해서 보다 견고하게 척추와 사지를 고정할 수 있다.

삼점 고정(three-point fixation)

　　삼점 고정은 도수 정복된 골절을 석고 고정으로 유지하는데 꼭 필요한 개념이다. 심한 분쇄 골절 등 고에너지 손상이거나 회전력에 의해 발생한 골절을 제외하면 일반적으로 골절 부위에는 주로 장력이 작용한 부분이 있고 그 반대쪽에 압박력이 작용하게 된다. 장력이 작용한 쪽에서는 골편이 각을 형성하며 벌어지면서 골막과 다른 연부 조직이 파열되지만, 그 반대쪽의 연부 조직들은 유지되는 경우가 많다. 골편을 정복한 뒤에 장력이 작용한 부위를 지렛점으로 삼고 골절편 양측을 지렛점의 반대쪽에서 각각 눌러주면 지렛점 반대측의 손상되지 않은 골막과 연부 조직들이 장력대(tension band)처럼 작용하여 장력을 압박력으로 전환시켜 주므로 골편의 정복을 잘 유지할 수 있다. 즉 석고붕대 안에서 장관골에 각변형 스트레스를 주기 위해서 첨부에서는 한쪽 방향으로, 그리고 그 원위부와 근위부에서는 반대방향으로 주형 하는 것을 지칭한다. 이러한 개념을 삼점 고정이라고 하며, 세 힘 중에 하나라도 없어질 때 발생하는 힘의 불균형에 따른 골절 정복의 소실과 재전위를 방지하기 위하여 사용한다. 석고 고정 시에는 이러한 삼점 고정 원리를 잘 고려하여 적절한 부위를 눌러 몰딩(molding)하는 것이 중요하다.

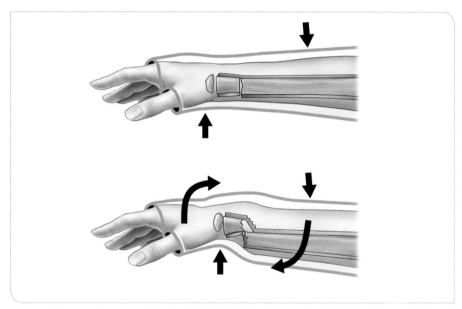

Fig 1-2-1a 잘못된 교정 몰딩 예시

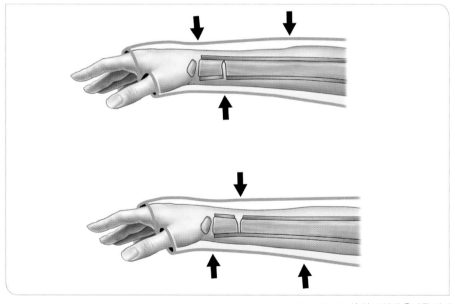

Fig 1-2-1b 삼 점 고정의 올바른 예시

1. 준비물품 및 기구

1) 상온의 물과 양동이

　물의 온도는 주형이 필요한 환부의 형태와 범위 그리고 시술자의 숙련도와 응고시간(setting time)을 고려해 조절하는데 복잡한 형태의 주형이 필요한 경우는 미지근한 물 보다는 조금 더 낮은 온도의 물을 준비해 응고시간을 늦춰야 한다.

2) 스타키넷(stockinet)

① 환부의 두께에 알맞은 크기의 스타키넷을 선택한다.

② 솜이 감싸질 위치보다 원위부 근위부 각각 2~3cm 정도 더 길게 재단한다.

③ 솜을 감기 전에 스타키넷을 말아서 양말을 신기듯이 환부를 포함해 사지부 혹은 체간을 덮고 스타키넷이 겹쳐지는 팔꿈치와 발목 부위와 같은 곳은 일부 잘라서 피부가 눌리지 않도록 한다.

④ 솜을 감싸고 이보다 0.5cm 짧게 석고붕대를 감싼 후 솜붕대의 끝부분 위로 펼쳐진 스타키넷을 접어서 내리고 그 위를 석고붕대로 한 겹 다시 감아서 마무리한다.

　이 과정은 석고붕대의 끝 지점이 날카롭지 않게 하기 위함이고, 장점은 과다한 솜붕대의 사용을 줄이며 외관상 깔끔하며 석고붕대의 끝지점이 날카롭거나 솜이 떨어져 나가는 것을 방지하며 솜붕대가 피부에 직접 닿을 때보다 가려움을 줄일 수 있고 석고붕대 커터를 이용한 절할 시 조금 더 쉽고 안전하게 시행할 수 있다는 점이다. 그러나, 심한 부종이 있거나 예상되는 경우에는 압박이 과도해질 수 있으므로 사용해서는 안된다.

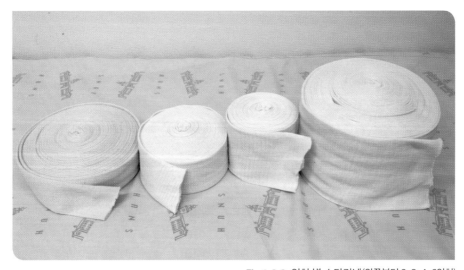

Fig 1-2-2 인치 별 스타키넷(왼쪽부터 2, 3, 4, 6인치)

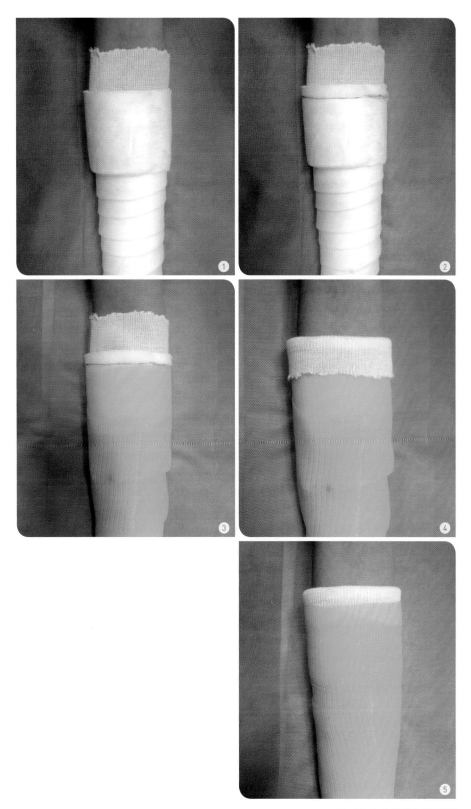

Fig 1-2-3 스타키넷 사용방법

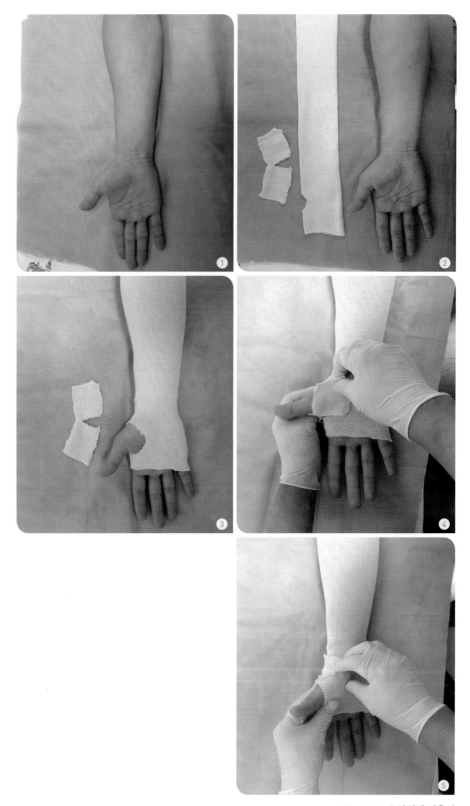

Fig 1-2-4 스타키넷 씌우기

3) 정형외과용 가위

4) 솜붕대

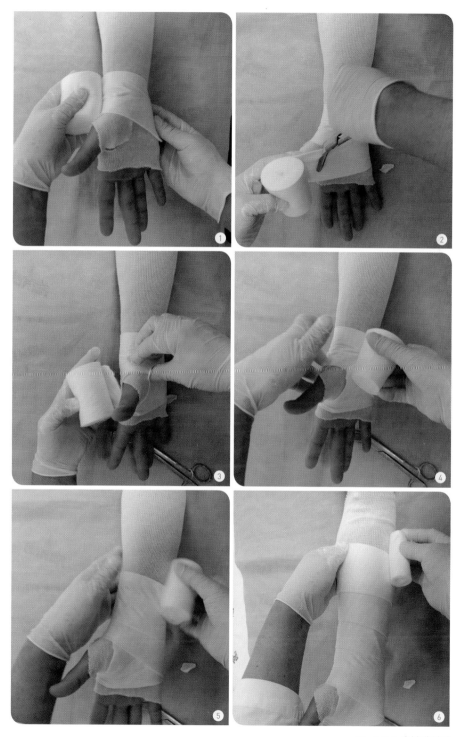

Fig 1-2-5 솜붕대 감기

5) 석고붕대 커터(cast cutter-electric saw)

미세한 진동을 이용한 원형 톱으로 석고붕대와 같은 강도의 물체는 절단할 수 있으나 부드러운 물체는 절단하지 못한다. 따라서 가볍게 피부에 접촉시에는 피부에 국소적인 자극은 줄 수 있으나 피부를 절개하지는 않는다. 하지만 피부를 강하게 누르거나 피부에 지속적으로 닿을 때는 화상과 같은 피부 손상을 일으킬 수 있다. 기기의 종류에 따라 소리가 크게 나기 때문에 아이들이 놀랄 수 있으며 먼지가 나기 때문에 흡입장치가 부착되어있는 제품을 사용하는 것이 좋다.

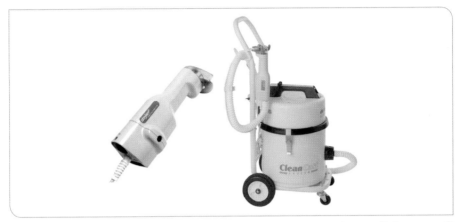

Fig 1-2-6 석고붕대 커터(좌: Stryker®, 우: Desourte®)

6) 핸드 커터(hand cutter)

전동 톱으로 자르기 어려운 미세한 부분을 처리할 수 있다.

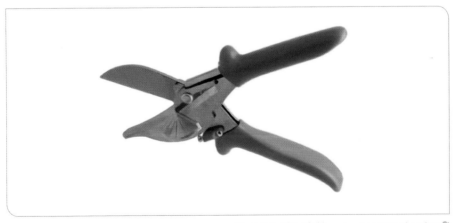

Fig 1-2-7 핸드 커터(hand cutter, Woodworkers®)

7) 석고붕대 스프레더(cast spreader)

① Henning cast spreader

부피가 큰 석고붕대의 절할 시 손잡이를 양손으로 눌러서 사용한다.

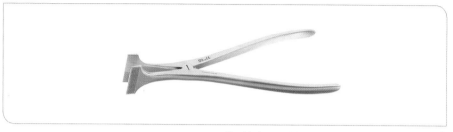

Fig 1-2-8 석고붕대 스크레더(Henning cast spreader, Teleflex®)

② Walton cast spreader(spring action for one-hand operation)

Henning cast spreader 보다 좀 더 작은 부피와 범위의 석고붕대를 절할 시 주로 한손을 이용해 사용한다.

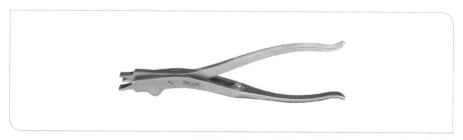

Fig 1-2-9 석고붕대 스크레더(Walton cast spreader, Miltex®)

③ Wolff cast spreader

석고붕대 수정을 위해 일부 구부릴 때 사용한다.

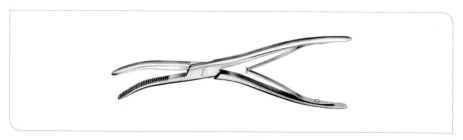

Fig 1-2-10 석고붕대 스프레더(Wolff cast spreader, gSource®)

8) 석고붕대 칼(cast knife, hand scraper)

석고붕대 커터나 핸드 커터 등으로 처리하기 어려운 석고붕대의 끝부분을 말끔하게 다듬어 정리할수 있으며 주로 석고가 완전히 굳기 직전에 사용하며 칼날이 매우 날카롭기 때문에 숙련되지 않은상태에서 사용하면 피부 절개 등의 환자 손상을 입힐 수 있어 사용 시 특히 주의해야 한다.

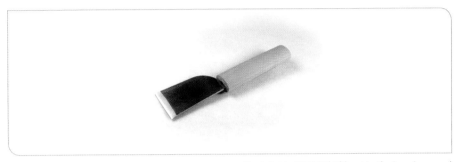

Fig 1-2-11 석고붕대 칼(cast knife, hand scraper)

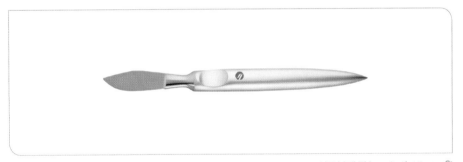

Fig 1-2-12 석고붕대 칼(cast knife, Surtex®)

9) 석고붕대(plaster of Paris cast)

황산칼슘($CaSO_4$)의 반가수 함수화물 $2(CaSO_4 \times \frac{1}{2}H_2O) + 3H_2O \rightarrow 2(CaSO_4 \times 2H_2O) + Heat$

① 석고가 물과 결합하여 결정체로 바뀔 때 내는 열은 대략 8 ~ 10℃이며 5 ~ 10분 후 최대 온도에도달하며. 물의 온도와 석고의 양에 의해 달라 질 수 있다.

② 응고시간(setting time)은 평균 5~8분: 응고시간에 움직이면 강도가 약 77% 줄어 든다.

장점: 주형을 통해 고정하고자 하는 부위의 윤곽을 만드는데 용이하고 합성 석고에 비해 상대적으로가격이 저렴하다.

단점: 강도가 약해 깨지기 쉽고 합성석고에 비해 두껍게 적용해야 하므로 상대적으로 무겁고, 물에녹아 변형될 수 있으며, 경우에 따라 피부 병변이 생길 수도 있다.

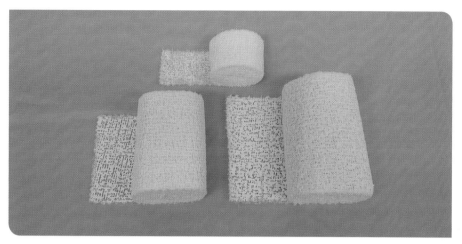

Fig 1-2-13 석고붕대

10) 합성석고붕대(plastic cast)

주로 합성 석고라 함은 대중화 된 섬유유리 붕대를 통칭하는데 fiberglass fabric이 포함된 polyurethane resin이 원료로 methylene bisphyenyl diisolynate이 물과 반응하여 nontoxic polymeric urea substitute 로 변하게 된다. fabric 소재의 종류에 따라 섬유유리 붕대(fiberglass)와 폴리에스터 붕대(polyester cast), 그리고 연성 붕대(soft cast)로 나눌 수 있다.

장점: 석고붕대에 비해 가볍고 강도가 높고 물에 녹지 않으며 다양한 색깔이니 패틴 등을 넣을 수 있다.

단점: 주형을 통한 윤곽을 만드는 데 있어 석고붕대만큼 용이하지 않으며 일부 피부자극을 줄 수 있고 환자들이 방수가 되는 재질로 착각할 수 있어 과도한 습기에 의한 피부병변(skin marceration)이 발생 할 수도 있다.

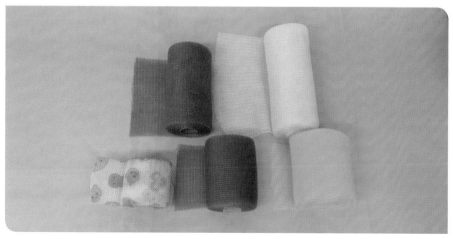

Fig 1-2-14 다양한 크기와 색상의 합성석고붕대

2. 석고붕대 고정, 제거 및 수정의 기본 원칙

1) 석고붕대

① 용기에 미지근한 물을 담는다.

② 석고붕대를 적용할 부위에 따라 적절한 크기의 석고붕대를 선택한다. 성인의 경우 주로 체간은 6인치, 대퇴부는 6인치, 하퇴부와 상완은 4~6인치, 전완부와 수부는 3~4인치가 적당하며 필요에 따라 2인치 붕대를 사용할 수도 있다.

③ 석고붕대를 물에 넣어서 기포가 석고붕대에서 수면으로 완전히 다 올라올 때까지 충분히 물에 적셔지도록 한다.

④ 물이 충분히 젖은 석고붕대의 양 끝을 두 손의 엄지와 검지로 잡고 물 밖으로 건져내 좌-우로 비틀어 물을 짜내고 가볍게 흔들어 석고가루가 균일하게 퍼지도록 하고, 비틀고 흔들어서 생긴 일부 틀어진 형태를 엄지와 검지를 이용해 바로잡는다.

⑤ 석고붕대를 물속에 넣기 전에 2~3cm 정도의 붕대 끝을 풀어 놓은 후 물에 적시면 붕대 끝을 찾기 수월하다.

⑥ 석고붕대는 솜붕대를 감은 것과 같은 방향으로 원위부에서 사선으로 감아 올라간다. 석고 붕대의 1/2 ~ 2/3 가량이 겹치도록 감는데 석고붕대는 약간 당기듯이 압박력을 주면서 감는다.

⑦ 강도가 약한 끝 지점을 고려해 말단 위치 두 곳(근위부, 원위부)은 약간 두껍게 감고(최소 3겹 이상), 이곳을 제외한 석고붕대의 두께는 균일하고 일정해야 하며 주형 시 석고붕대를 잘 문질러 석고가 고르게 퍼지도록 한다.

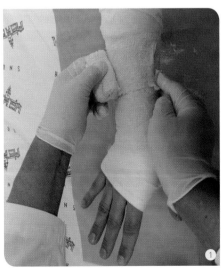 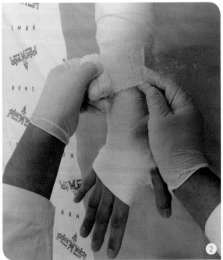

Fig 1-2-15 석고붕대 접기 방법

2) 합성석고붕대

① 용기에 미지근한 물을 담는다.

② 적용할 부위에 따라 적절한 크기의 합성석고붕대를 선택한다. 성인의 경우 주로 체간은 5인치, 대퇴부는 5인치, 하퇴부와 상완은 3~4인치, 전완부와 수부는 3~4인치가 적당하며 필요에 따라 2인치 붕대를 사용할 수도 있다.

③ 밀봉된 합성석고붕대를 꺼내 물에 넣고 충분히 적셔지도록 한다.

④ 물에서 꺼낸 합성석고붕대의 물기를 가볍게 털어 낸다.

⑤ 합성석고붕대는 솜붕대를 감은 것과 같은 방향으로 원위부에서 사선으로 감아 올라간다. 합성석고붕대의 1/2 ~ 2/3 가량이 겹치도록 감는데 특히 말단 위치 두 곳(근위부, 원위부)을 제외하고는 석고붕대와 다르게 압박력을 주면서 감지 않도록 특히 주의하며 체간을 감을 때는 여유공간을 고려해 느슨하게 감는다.

⑥ 강도가 약한 끝 지점을 고려해 말단 위치 두 곳(근위부, 원위부)은 약간 두껍게 감고(최소 3겹 이상), 합성석고붕대의 고정력을 위해 이 두 곳에 한에서만 미세한 강도로 압박력을 주면서 감는다. 이곳을 제외한 합성석고붕대의 두께는 균일하고 일정해야 하며 주형 시 석고붕대와 다르게 소재자체가 구겨질 수 있으니 주의해야 한다.

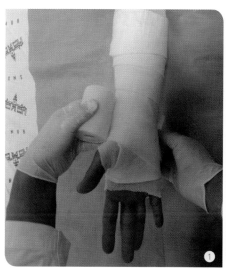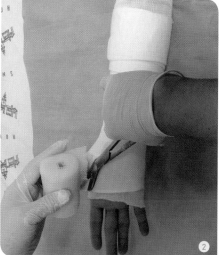

Fig 1-2-16 단상지 합성석고붕대 감는 방법(계속)

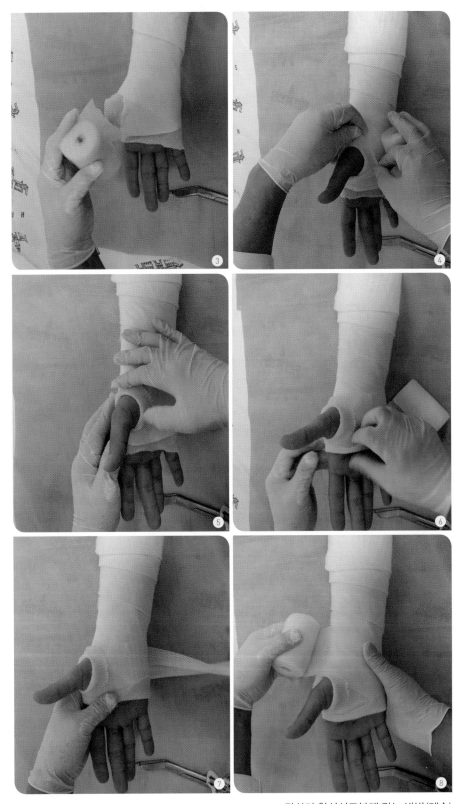

Fig 1-2-16 단상지 합성석고붕대 감는 방법(계속)

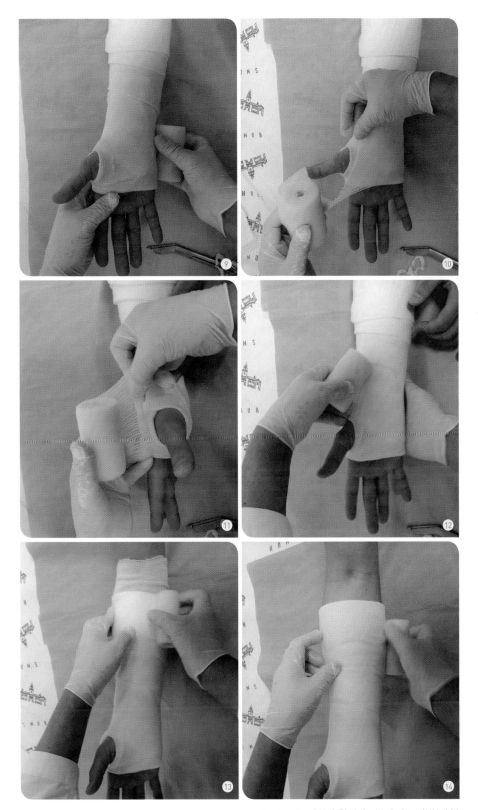

Fig 1-2-16 단상지 합성석고붕대 감는 방법(계속)

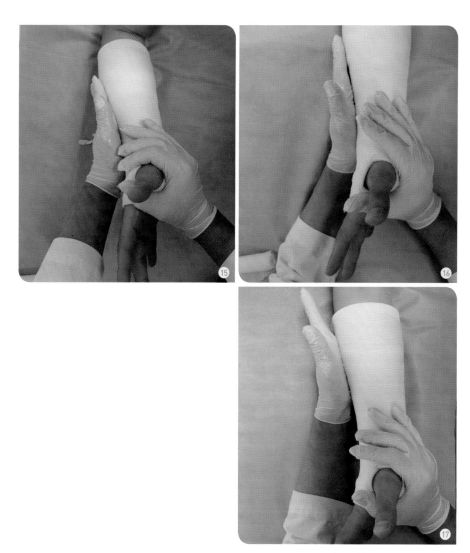

Fig 1-2-16 단상지 합성석고붕대 감는 방법

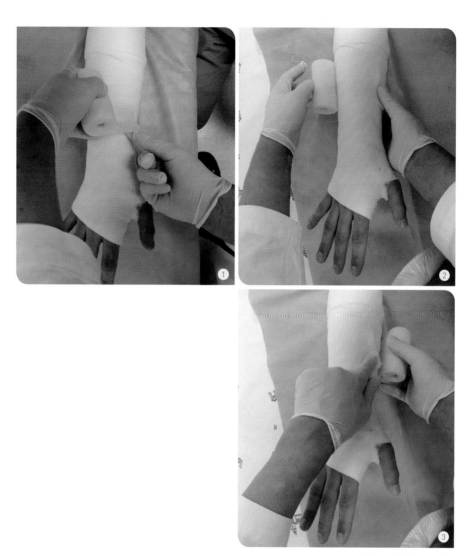

Fig 1-2-17 합성석고붕대 접기 방법

3) 적용 시 주의점

① 적용 전에 석고붕대의 종류, 고정 범위, 자세를 명확하게 결정한 후 진행한다.

② 석고붕대 시 주의해야 할 사항을 환자 및 보호자에게 충분하게 설명 한다.

③ 넓고 복잡한 시술을 요할 시에는 뜨거운 물을 사용하면 주형이 완벽하게 적용되기 이전에 석고붕대가 굳어버리기 때문에 가급적 차가운 물을 사용한다.

④ 보통 석고붕대는 6~7겹, 합성석고붕대는 3~4겹이면 충분하지만 무엇보다 석고붕대 전장에 걸쳐서 균일한 두께로 감는 것이 가장 중요하다.

⑤ 가능한 빠르게 붕대를 감고 필요한 경우 삼점 고정을 하거나, 사지의 윤곽에 잘 맞도록 주형을 한다. 합성석고붕대의 경우 응고 시간이 더 짧아 주형할 시간이 부족할 수 있으므로 이를 고려해 시술토록 한다.

⑥ 응고 시간이 지나서 석고붕대가 굳기 시작하면 주형 및 모든 동작은 멈추고 기다려야만 강도가 약해지지 않는다.

⑦ 양 끝의 날카로운 모서리는 석고붕대 칼 등으로 잘 다듬고 스타키넷을 이용해 마무리한다.

⑧ 부종(swelling)에 의한 구획증후군(compartment syndrome)이 발생할 수 있기 때문에 응급실에서나 수술 직후 부종이 극심할 때에는 가급적 원형석고붕대(circular cast)는 시행하지 않는 것이 좋다.

⑨ 시술 이후 환자가 골절 주변 부위의 심각한 감각 저하나, 극심한 부종(swelling), 허혈 등이 발생하면 지체 없이 split이나 bivalve를 시행한다. split과 bivalve 모두 석고붕대 일부를 절할(discission) 하여 부종 등에 의해 발생하는 압박을 줄이는 방법이며 split은 석고붕대의 원위부 끝지점에서 근위부 끝지점까지 좌우 혹은 상하 위치가 균등하게 연결한 하나의 선을 따라 캐스트 커터 등을 이용해 금을 그어 한정된 석고붕대 내부 여유 공간을 더 확보하는 것이고, bivalve는 split을 낸 위치 정 반대편 평행한 위치에 동일한 방법으로 하나의 선을 추가로 금을 그어 bivalve 즉, 조개모양처럼 석고붕대가 전-후면 두 개로 나눠 질 수 있도록 만들어 여유 공간을 확보하는 것이다.

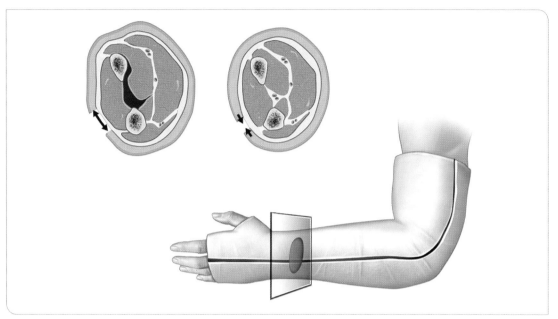

Fig 1-2-18 Cast Split

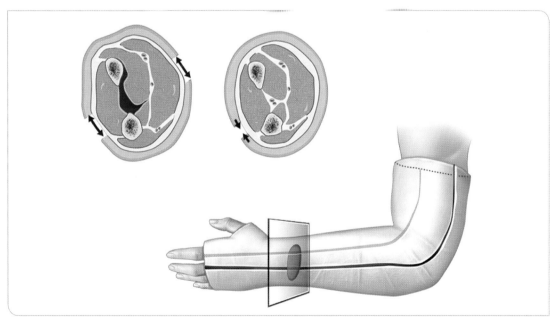

Fig 1-2-19 Cast bivalve

4) 석고붕대 제거

　　안전하게 석고 붕대를 제거하기 위해서는 우선 석고붕대 제거 톱(cast cutter)에 대한 정확한 사용법을 숙지해야한다. 먼저 석고붕대 제거 톱의 손잡이를 손바닥으로 쥐고 엄지 혹은 검지 손가락을 펴서 캐스트 위에 올려놓아 지렛대로 이용하도록 하고 석고붕대 제거 톱을 잡지 않은 손을 이용해 석고를 안전하게 파지한다. 톱날이 석고붕대를 통과해 피부에 과도한 압박을 가하지 않도록 조심스럽게 "위-아래" 교대로(reciprocal) 움직이며 톱날이 위로 올라왔을 때에만 석고붕대 톱 날을 "좌-우"로 움직여야 한다. 위-아래 방향이 아닌 좌-우측 수평한 방향으로 끌면서 자르는 경우에 톱날에 의한 자상이나 화상을 입을 위험이 더 크기 때문이다. 경골 원위부 내, 외과와 같은 골 융기부는 톱의 사용을 피하며, 진행방향은 톱을 당기듯이 석고붕대 근위부에서 원위부 방향 인데 이는 톱 날이 미끄러지거나 밀려서 발생할 수 있는 피부 손상의 위험을 줄일 수 있는 방향이기 때문이다.

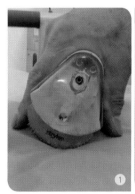 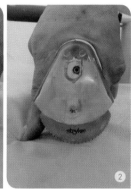 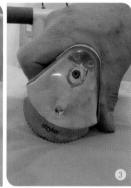

Fig 1-2-20
석고붕대 제거 톱
사용의 옳은 예

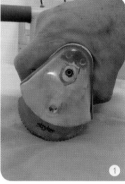

Fig 1-2-21
석고붕대 제거 톱
사용의 잘못된 예

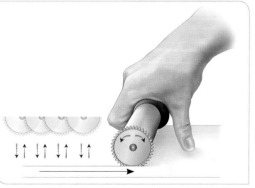

Fig 1-2-22
석고붕대 제거 톱
사용의 옳은 예시

5) 석고붕대 쐐기조작(cast wedging)

골절 고정을 위하여 석고붕대를 적용한 후 촬영한 단순방사선 촬영에서 골절편의 배열이 만족스럽지 않을 때에 석고붕대를 제거하고 다시 적용하는 대신 석고붕대를 일부 수정하여 골절편의 배열을 개선하는 방법이다. 개방형 쐐기조작(open wedging)은 원하는 위치에서 경첩으로 사용할 부분을 남기고 석고붕대 단면의 대부분을 절개한 후 경첩부위 반대편을 벌려서 각변형을 얻고 그 위치에서 절단된 석고붕대를 다시 고정하는 방법이다. 반면, 폐쇄형 쐐기조작(close wedging)은 원하는 위치에서 경첩으로 사용할 부분을 일부 남기고 쐐기를 절제해 낸 후 석고붕대 절단편을 근접시켜서 각교정을 얻고 그 위치에서 고정하는 방법이다. 폐쇄형 쐐기조작은 그 부위의 연부조직이 압박될 위험이 있어서 주로 개방형 쐐기조작 방법을 많이 사용하고 있으며, 석고붕대의 한쪽 면을 벌릴 때 유지 및 지지가 되도록 적절한 크기의 나무토막을 이용해 끼워 넣고 석고붕대를 한두 겹 덧씌워 수정을 마무리한다.

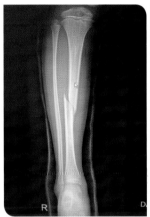
Fig 1-2-23 경골 골절 부위의 내반 각변형

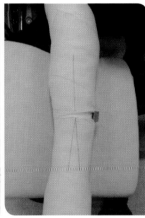
Fig 1-2-24 개방쐐기조작형 도면을 통한 위치 설정

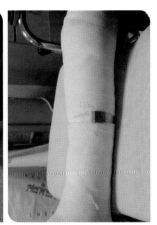
Fig 1-2-25 개방형 쐐기조작

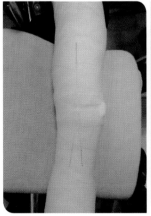
Fig 1-2-26 마무리 된 개방형 쐐기조작 석고붕대

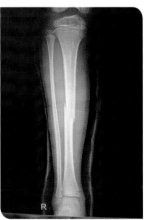
Fig 1-2-27 개방형 쐐기조작 후 교정된 내반 각변형

6) 석고붕대 창내기(cast window)

　수술 이후나 상처가 있는 경우에 석고붕대를 적용한다면 주기적인 소독이 가능하도록 부분적으로 절개해 필요한 부분만 노출시켜 소독을 하고 창문의 형태와 같이 다시 닫는 석고붕대 부분절개 방법을 사용한다.

①석고 붕대의 적용 전에 상처 부위에 소독을 하고 거즈를 올린다.

②그 위로 스타키넷을 씌우는데 이때 스타키넷으로 인해 거즈가 밀려 올라가지 않도록 주의한다.

③솜붕대와 석고붕대를 감는 일련의 과정을 거치고 석고붕대가 굳을 때까지 기다린다.

④거즈 위치를 도안한 후 그 부위만 조심스럽게 절개해 창문과 같은 형태로 만든다.

⑤주기적인 소독 과정 이후 절개 부위에 거즈와 솜붕대를 다시 덮는데 이때 솜붕대가 과도하게 구겨지거나 혹은 공간이 비워져 고정력이 낮아지지 않도록 주의한다.

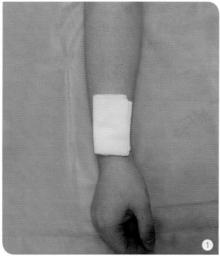

Fig 1-2-28 소독부위　　　　　　　　Fig 1-2-29 스타키넷 착용

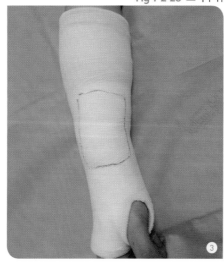
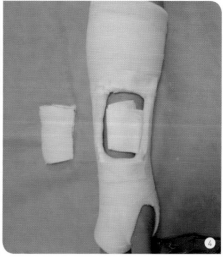

Fig 1-2-30 석고붕대 적용 및 절개 위치 도안작업　　Fig 1-2-31 석고붕대 창내기(cast window)

7) 석고붕대 bivalve 후 부목형 고정

환자의 경과에 따라 기존의 석고붕대를 이용해 부목 형태로 전환하고자 할 때 사용하는 방법이다.

① 석고붕대를 bivalve 한 후 후면부 석고붕대만을 사용한다.

② 솜붕대와 스타키넷을 제거한 후 내부면에 새로운 솜붕대를 덧댄다.

③ 후면부 석고붕대와 솜붕대를 스타키넷으로 감싼다.

④ 환부에 적용시킨 후 탄력붕대를 감싸 고정시킨다.

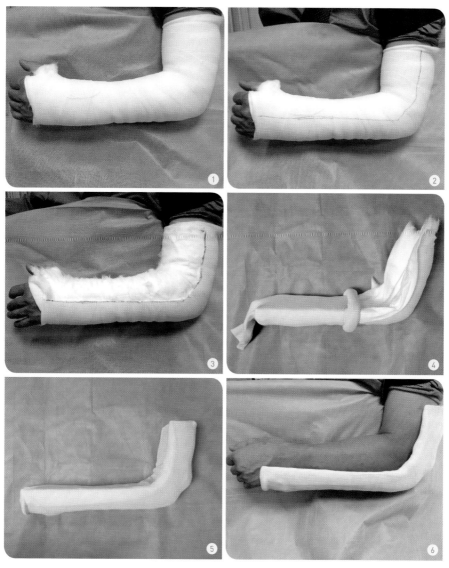

Fig 1-2-32 석고붕대 bivalve 후 부목형 고정 방법
〈계속〉

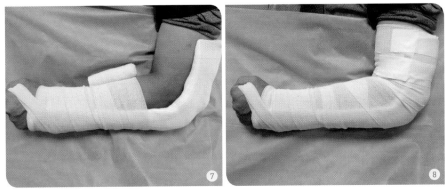

Fig 1-2-32 석고붕대 bivalve 후 부목형 고정 방법

8) 석고붕대 부분 벌리기(cast hooking)

석고붕대 적용 후 환자가 국소부위에 과도한 압박으로 인해 통증을 호소할 때 석고붕대의 해당 부위를 여닫이 문처럼 개방해서 그 아래 피부 등에 가해지는 압박을 줄여주는 방법을 말한다.

① 과도한 압박을 호소하는 부위의 정 중앙선을 도안하고 이를 지나는 수직선을 몇 개 추가로 도안한다.

② 정 중앙선을 캐스트 커터를 이용해 절개하고 수직선 또한 동일한 방법으로 절개한다.

③ 캐스트를 구부리는 스프레더(Fig 1-2-10) 등을 이용해 절개된 석고붕대를 각각 바깥쪽으로 벌려 공간을 확보한다.

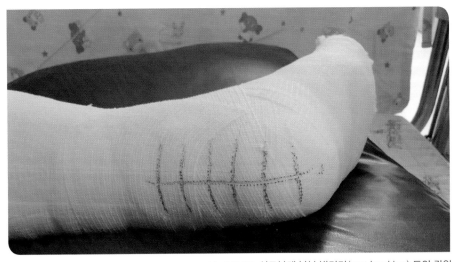

Fig 1-2-33 석고붕대 부분 벌리기(cast hooking) 도안 작업

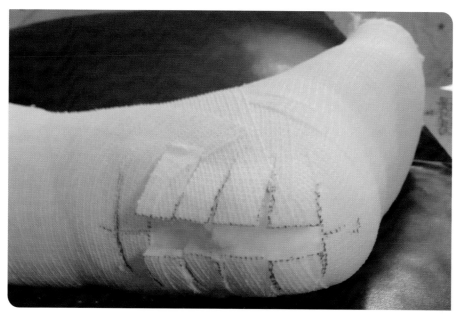

Fig 1-2-34 시행 후 상태

9) Pin and plaster

골에 삽입한 핀을 석고 붕대에 감입시키는 방법으로 겨인력, 압박력, 회전력, 또는 가교정력 등의 외력을 골절편 사이에 지속적으로 가할 필요가 있을 때 사용한다. 원위 요골 골절, 대퇴골 간부 골절, 또는 관절 탈구의 정복 후 유지하기 위한 방법으로 사용된다.

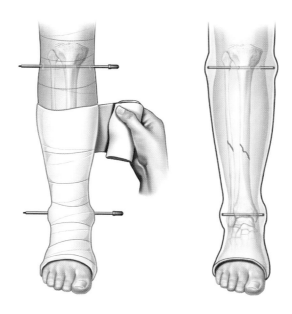

Fig 1-2-35

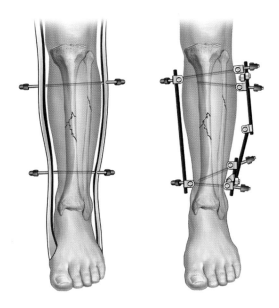

Fig 1-2-36

3. 환자 교육

1) 거상(elevation): 부종이 빠질 수 있도록 최소 3~4일간은 수상 부위를 심장보다 높게 위치하도록 한다.

2) 관절 운동: 석고붕대로 고정되지 않은 인접 관절의 운동에 대해 교육한다. 단, 경우에 따라서는 인접 관절의 움직임을 최소화하여야 하는 경우도 있기 때문에 정형외과 의사의 지시에 따라 시행하여야 한다.

3) 보행 방법: 하지 손상 시 수상 부위와 회복 단계에 맞는 목발보행(crutch walking) 방법에 대해 교육한다.

4) 압박의 증상(부종으로 인해 발생 시): 거상과 관절운동을 충분히 병행하였음에도 압박으로 인한 통증이 과도하게 심해질 경우 즉시 의사를 호출하거나 빠른 시간 내에 응급실로 재 내원 하도록 한다.

5) 석고붕대에 물이 들어가지 않도록 하며, 지나친 낙서를 피하고 피부 손상이나 감염 우려가 있으니 가렵다고 이물질 등을 이용해 긁지 않도록 교육한다.

III. 견인술(traction)

척추나 사지에 다양한 장치를 이용하여 지속적인 견인력을 주는 방법을 통칭한다. 견인력이 신체에 전달되는 접점에 따라서 피부에 전달되는 피부 견인술과 골에 삽입한 핀에 전달되는 골 견인술로 나눌 수 있다. 견인술은 수술기법의 발전에 따라 과거보다 사용 빈도는 감소하고 있지만 적절한 견인술의 구사하는 것은 특정 임상 상황 또는 단계에서 대단히 중요할 수 있으므로 정확한 견인술을 습득하는 것이 중요하다. 견인술을 통해서 골절 부위의 정렬과 안정성을 확보하면서 주변 관절의 움직임을 허용할 수 있어, 수술적 고정술 전까지 일시적으로 또는 궁극적인 골절 치료 방법으로도 사용할 수 있다. 또한, 관절에 적절한 견인을 함으로써 변형 교정을 도모할 수도 있다.

1. 견인술의 원칙

1) 환자의 손상 범위에 알맞은 크기의 견인장치를 골 분절 배열 선상에 맞게 펼쳐 지지 및 적용한다. 실질적으로 견인의 주된 힘은 근위 분절이 아닌 말단 분절에 가해지기 때문에 견인장치가 한쪽 면에 치우치지 않도록 고르게 골 분절 선상에 분포되도록 설치해야 한다.

2) 골 분절에 견인력을 제공하기 위해 지절을 지나칠 정도로 과도하게 신장시키는 방법은 피하도록 한다.

3) 견인력은 단순 방사선촬영 등을 통해 확보된 이학적인 근거를 바탕으로 정확한 계측을 통해 알맞은 크기와 방향으로 골 분절의 정렬 혹은 골의 유합이 만족할 만한 수준이 될 때까지만 유지한다.

4) 특수한 경우를 제외하고는 두 개의 견인력(환부의 거상 및 신장력)을 적용하고 견인장치와 손상 부위에 영향을 받지 않는 관절은 환자 스스로 움직임이 가능하도록 관절가동범위 운동을 독려한다.

5) 대부분의 경우 환자는 견인장치로 적용되는 신장력에 의해 견인방향으로 미끄러져 내려가는 경향이 있으므로 기울기가 조절되는 침대를 이용하거나 침대 바퀴 밑에 높임 블록을 끼워 넣어 대항견인력을 충분히 확보한다.

6) 견인술의 방법에 따라 환자의 체중을 이용해 대항 견인력을 만들기도 하고, 견인줄을 사선이 아닌 수직 방향으로 설치하는 방법도 있지만 대부분의 견인장치의 견인력은 사선으로 적용되므로 침대의 기울기는 견인력 방향에 연관되는 각도로 맞춰 환부를 지속적이고 일정하게 유지 및 지지해야 한다.

2. 준비물품 및 기구

1) 견인 장치 프레임과 부착물

　시판된 견인 장치용 프레임은 원형, 사각형, 팔각형의 관 형태로 나눌 수 있는데, 다용도성, 관리성과 더불어 특히 견고성을 고려할 때는 알루미늄 재질로 된 팔각형 형태가 가장 효과적이라고 할 수 있다. 프레임을 구성하는 장치와 더불어 환부를 정확하게 견인하기 위한 부착물 또한 팔각형 형태로 구성되어야 견인술의 종류에 따른 틀과의 연결이 용이하며 길이나 형태 별로 분해 수납이 가능하다. 특별한 유지 보수 방법이 필요하지 않고 또한 팔각형 틀의 특성상 원형이나 사각형 틀과는 다르게 장치를 연결 시 견고하게 고정이 되어 큰 부하가 있더라도 잘 흘러내리지 않고 필요한 위치에 간편하게 도르래를 부착할 수 있는 장점이 있다.

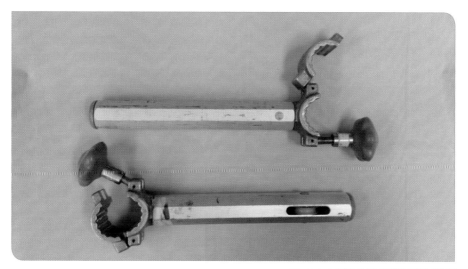

Fig 1-3-1 팔각형 관 형태의 견인장치 틀

2) 피부견인술용 스펀지 스트랩

　Buck's 견인술과 같이 피부를 통해 견인술을 적용할 때 사용하는 상품화된 합성소재의 스트랩으로 스펀지면을 피부에 부착하면 약간의 마찰이 생기며 그 위로 탄력붕대 등을 묶어 고정해서 사용한다. 스트랩의 규격이 다양하므로 환자의 사지 둘레에 알맞은 크기를 선택해 환부를 고정하고 견인력 뿐만 아니라 경우에 따라 회전력 또한 가할 수도 있다.

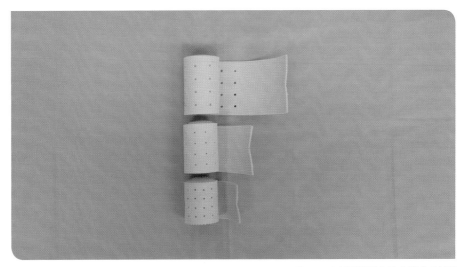

Fig 1-3-2 피부견인술용 스펀지 스트랩

3) Head halter와 틀

턱과 후두부에 걸쳐서 사용하는 천 형태의 halter와 이를 연결하는 'W' 형태의 금속 틀에 견인줄과
견인추를 연결해 경추부 견인술을 적용한다.

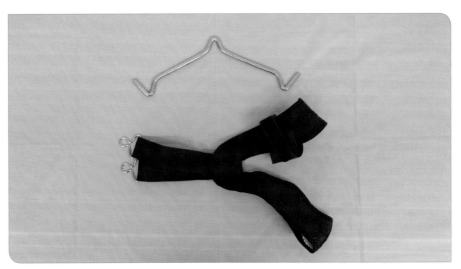

Fig 1-3-3 Head haler와 틀

4) 피부견인술용 견인고리

피부견인술용 스트랩과 견인추를 연결하는 장치로 견인줄 끈을 가운데에 묶어서 사용하는 사각형 나무 스프레더 블록 타입과 견인줄을 걸어서 사용하는 와이어 타입 두 가지가 있다.

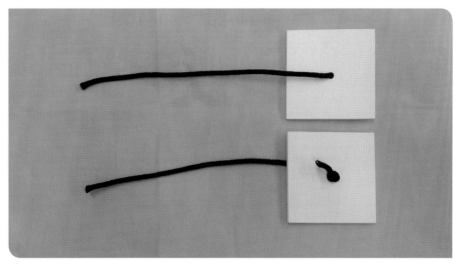

Fig 1-3-4 피부견인술용 견인고리(스프레더 블록)

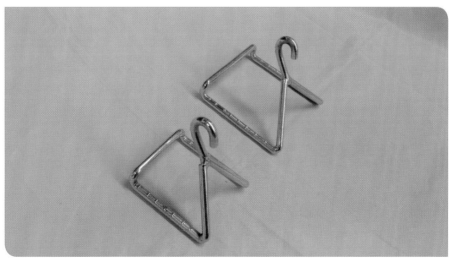

Fig 1-3-5 피부견인술용 견인고리(와이어)

5) 높임용 나무 블록(우드 블록)

대항견인력을 얻기 위해 사용하는 사각형 박스형태의 나무 받침으로 침대 바퀴가 블록 가운데에 걸쳐 들어갈 수 있도록 만들어져 있다. 견인의 종류와 환부에 알맞은 높이의 블록을 선택해 적용해야 한다. 통상적으로 우드블록이라고 칭하는데 다리 계측용 블록과 혼동할 수 있다.

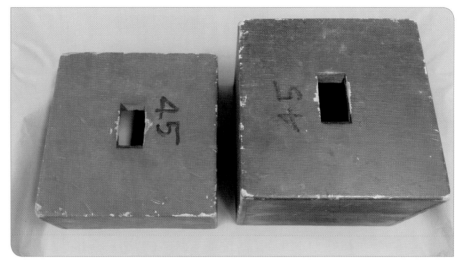

Fig 1-3-6 높임용 나무 블록

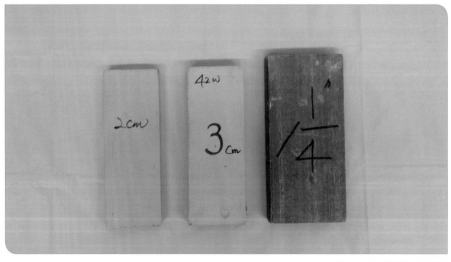

Fig 1-3-7 계측용 나무 블록

6) 환자용 견인술 손잡이

견인이 필요한 관절면을 제외하고 체간의 움직임을 일부 허용한다면 환자용 손잡이를 견인장치 틀의 적합한 위치에 부착한다.

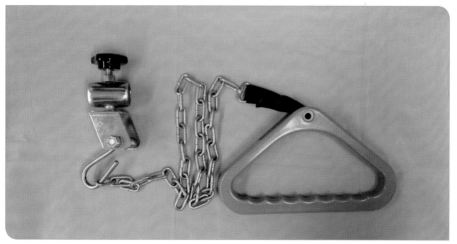

Fig 1-3-8 환자용 견인술 손잡이

7) 도르래 및 조임쇠

견인력의 크기와 방향을 알맞게 조절하기 위해서는 적절한 위치에 도르래를 설치하는 것과 더불어 견인장치가 안전하게 고정되고 유지될 수 있는 위치에 조임쇠를 부착하는 것도 중요하다.

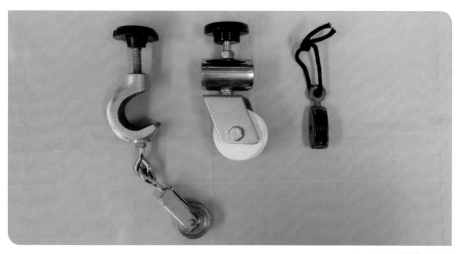

Fig 1-3-9 견인용 도르래

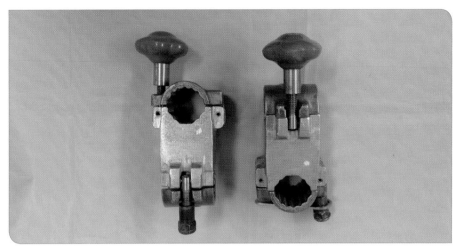

8) Kirschner-wire(K-wire)

1909년도에 Martin Kirschner에 의해 소개된 스테인레스 스틸 혹은 니티놀 소재의 얇고 약간의 유연성이 있는 멸균된 핀으로 골견인술 용도 뿐만 아니라 골분절 고정을 위한 내고정술용으로도 쓰이며 정형외과적으로 다양하게 치료 재료로 사용된다. 지름은 0.9~1.5mm 크기로 핀 삽입시 연부조직 손상을 최소로 할 수 있는 장점이 있으나 큰 견인력을 요할 때 wire가 휘거나 Kirschner bow에서 빠질 수 있는 단점이 있다.

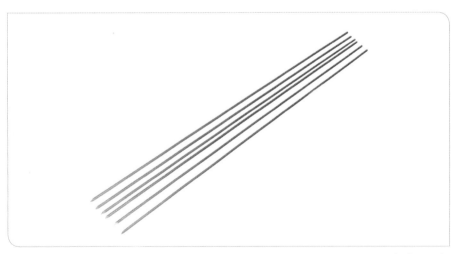

Fig 1-3-11 Kirschner-wire

9) Steinmann pin

　1908년도에 Fritz Stinmann에 의해 소개된 스테인레스 스틸 소재의 멸균된 핀으로 K-wire보다는 유연성이 덜하나 골견인술 및 내고정술 용도로 사용되는 점은 유사하다. 지름은 1.6mm 보다 크기 때문에 연부조직을 통과했을 때 손상을 남길 수 있는 단점이 있으나 큰 견인력이 필요할 경우 Steinmann bow를 이용해 단단하게 유지할 수 있는 장점이 있다.

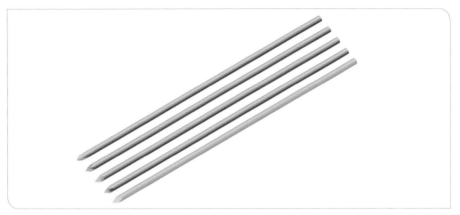

Fig 1-3-12　Steinmann pin

10) Kirschner–wire bow(yoke)

　Kirschner-wire(K-wire)를 고정하는 장치로 손잡이를 시계방향으로 돌리면 bow가 넓어지고 반시계방향으로 돌리면 bow가 좁아진다. 두 개의 핀 고정나사는 프레임보다 바깥쪽으로 둔 상태로 핀을 걸고 손잡이를 시계방향으로 조금씩 돌려가면서 고정나사와 프레임 사이 공간을 좁혀가면서 K-wire가 고정되도록 사용한다.

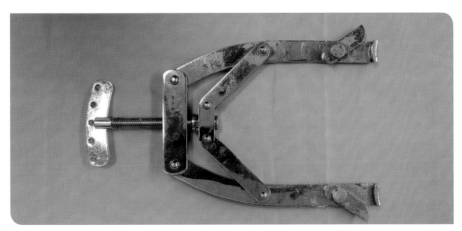

Fig 1-3-13　Kirschner pin bow

11) Steinmann pin bow

Steinmann pin을 고정하는 장치로 원형의 두 곳 고정 홀더에 수평하게 핀을 통과해 위치시킨 후 조임나사를 시계방향으로 돌려 고정한다.

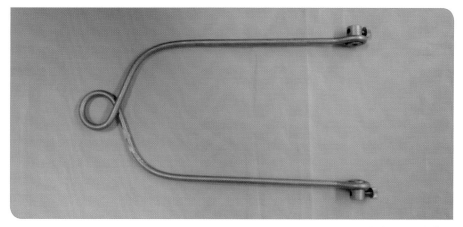

Fig 1-3-14 Steinmann pin bow

12) Gardner-Well tong

경추 골절 및 탈구시 사용하는 골 견인 장치로 측두골능 위치에 침습적인 방법으로 삽입해 지속적인 견인력을 제공하는 장치이다.

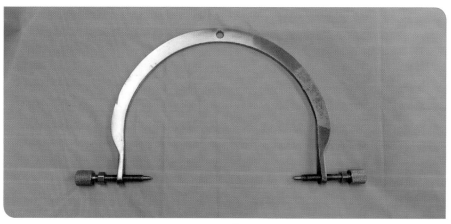

Fig 1-3-15 Gardner-Well tong

3. 분류

1) 피부견인술(skin traction)

① 피부 견인술은 상하지 혹은 체간 부위에 비 침습적인 방법인 제품화된 견인스트랩을 연결해 피부, 피하조직, 근막에 적용되는 견인력을 골에 전달시키는 것이다.

② 제품화된 스트랩과 탄력붕대를 이용해 적용하는데 스트랩 안쪽 스폰지 면이 피부와 맞닿게 되면 마찰이 걸린다.

③ 최대 10 lb의 무게와 4주 이하의 기간을 적용하는 것을 원칙으로 한다.

④ 응급으로 빠르게 적용할 수 있는 장점이 있으며 주로 아동들에게 적용하기에 적절한데 아동의 빠른 치유과정과 더불어 작은 크기의 견인력만으로도 만족할 만한 수준의 교정 및 고정이 가능하기 때문이다.

⑤ 골견인술과는 다르게 핀 삽입 과정이 생략되므로 빠른 수정 및 장치 제거가 가능하고 골 감염의 위험도와 성장판 등의 손상 위험도도 낮다.

⑥ 과도한 견인력이 가해지면 피부 손상이 발생하므로 환자의 상태 및 환부의 위치를 고려해 정확한 방향 및 견인 무게를 설정한다.

⑦ 견인력이 적용되는 피부의 상태를 주기적으로 확인을 해야 하며, 해당 부위에 피부 손상이 있을 때에는 적용할 수 없다.

⑧ 꼭 필요한 부분만을 적용해야 하며 부적절하게 적용 시 국소 부위에만 견인력이 걸려 피부를 손상할 수도 있으므로 환부에 꼭 필요한 만큼만 스트랩을 재단하여 사용한다.

⑨ 부종의 방지를 위해 환부 크기에 적절한 견인스트랩을 선택한다. 사지 전체를 감싸지 않고 내 외측 부위에 부착되어 'ㄷ'자 형태로 연결되도록 하고 그 이후에 견인스트랩이 구겨지지 않게 주의해서 탄력붕대를 감아 고정력을 확보하는데 과도하게 당겨서 감지 않아야 하고, 시간이 경과함에 따라 견인 스트랩이 미끄러 내려가는 양상으로 감는다.

⑩ 좋은 접착력을 얻기 위해 특히 하지부 견인술에서는 제모를 하고 피부를 청결하게 만든 이후 적용하는 것이 효과적이다.

⑪ 피부견인은 환자의 상태에 따라 필요한 그 즉시 제거가 가능하도록 설치하고 간헐적인 적용 또한 가능해야 한다.

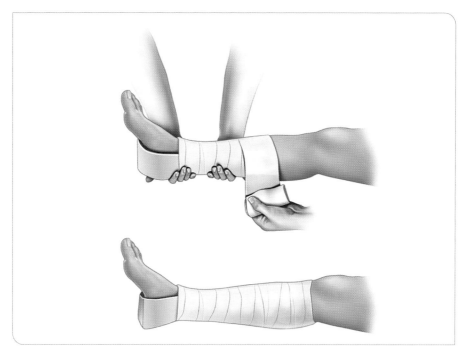

Fig 1-3-16 견인 스트랩 적용 방법

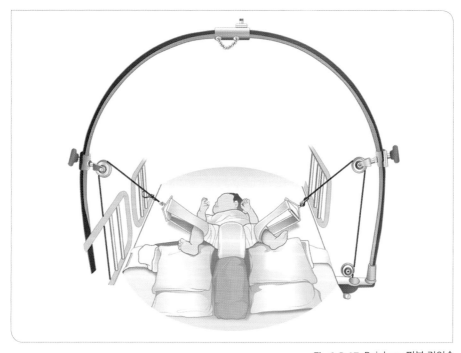

Fig 1-3-17 Rainbow 피부 견인술

2) 골 견인술(skeletal traction)

① 멸균된 핀형태의 금속장치를 골에 직접 삽입하여 견인하므로 피부견인술 보다 더 큰 견인력을 장기간 적용할 수 있다.

② 핀이나 와이어 삽입 전에 환자, 보호자에게 시술이 필요성에 대한 충분한 설명과 동의를 얻고 진행한다.

③ 핀삽입 시 성장판과 신경혈관에 손상이 가지 않도록 주의한다. 예컨대, 척골 근위부에 핀 삽입시에는 척골신경을 피해 내측에서 외측 방향으로 핀 삽입한다. 대퇴골 간부 골절에 대해서 성인에서는 근위 경골에 핀을 삽입해도 무방하나, 소아에서는 근위 경골 경골조면(tibial tuberosity)의 성장판 손상 위험이 있으므로 원위 대퇴골에 핀을 삽입하는 것이 바람직하다.

④ 감염을 최소화하기 위해 골 견인은 시술 위치를 잘 소독한 상태에서 시행하여야 한다. 경우에 따라 병실이 아닌 처치실에서 핀삽입을 시행하기도 하나 어떠한 장소에서든 미리 멸균된 장치를 사용한다.

⑤ 핀 삽입 위치 주의를 제모하고 베타딘으로 소독한 후 무균 포를 덮는다.

⑥ 환자의 컨디션을 고려해 필요하다면 진정제를 투여하고 1% 리도카인으로 국소마취를 하는데 피부와 피하조직 그리고 골막까지 마취약이 들어갈 수 있도록 해야 한다.

⑦ 피부가 핀에 말리는 등의 피부 손상을 방지하기 위하여 핀 삽입부에 작은 절개를 하고 핀을 삽입하는 것이 권장된다.

⑧ 핀 삽입 부위에 감염 등의 문제가 야기될 수 있으므로 견인 적용 기간 동안 주기적인 관리가 필요하다.

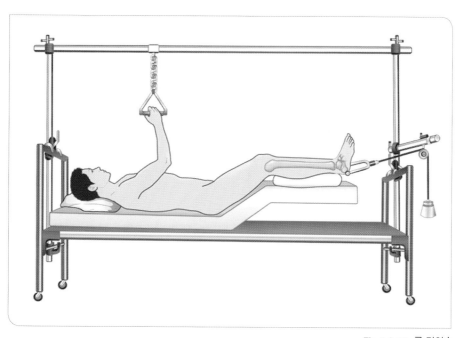

Fig 1-3-18 골 견인술

2

상지 부목 및
석고붕대법

I. 상지 부목

상지 손상 환자에게 부목을 적용하기에 앞서 시계, 팔찌, 손가락의 반지 등의 장신구를 착용하고 있다면 먼저 제거해야 하고 가급적 수상부위를 심장보다 높게 하여 부종을 막아야 하며 손가락 운동이 가능하다면 부목을 적용한 이후 바로 손가락 운동을 시켜야 한다. 경우에 따라 정복이 필요하면 적절한 정복술을 시행 후 부목을 적용한다. 부위에 따라 쇄골을 포함한 상지 각 부분에 적용하며 재료의 종류에 따라 1) 탄력붕대로 고정시킨 부목 2) 탈부착이 가능한 부목 3) 석고붕대 4) 제품화된 보조기 등으로 나눌 수 있다.

01 8자 붕대

Figure-of-eight bandage

1) 방법

① 스타키넷(stockinet)을 8자 형태로 묶어서 사용한다. 제품화되어 있는 8자 붕대를 사용하기도 한다.

② 스타키넷을 사용할 때는 스타키넷 속에 솜붕대를 접어 넣어 충분히 padding을 한 후, 양측의 쇄골을 지나 등 뒤에서 8자 형태가 되도록 스타키넷을 위치시킨 후 옷핀으로 고정한다(rucksack bandage type).

2) 주의점

① 어깨를 아래로 내리고 가슴을 펴는 자세, 즉 견갑골이 수평(horizontal), 내전(adduction) 및 후방 전위(retraction)되는 위치를 유지하게 함으로써 쇄골 골절 편의 정렬을 얻고 길이 단축을 최소화하는 것이 8자 붕대 착용의 목적이지만, 8자 붕대의 고정력만으로 이러한 자세를 유지하게 하는 것은 어려우므로 환자가 능동적으로 이러한 자세를 유지하도록 노력해야 함을 교육한다.

② 겨드랑이 위치에 솜붕대를 이용해 충분한 padding을 함으로써 피부 손상(skin maceration)을 최소화하여야 한다.

③ 과도하게 붕대를 조이면 액와 혈관(axillary vessels) 및 상완신경총(brachial plexus)이 눌려 혈행 장애 및 신경 마비 증상이 생길 수 있다.

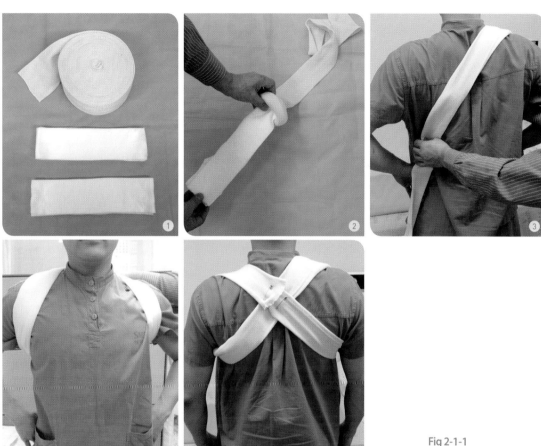

Fig 2-1-1
스타키넷을 이용한 8자 붕대

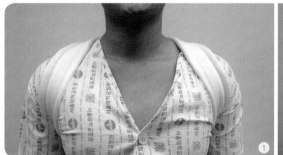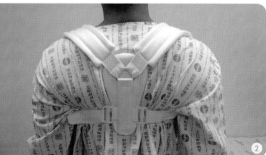

Fig 2-1-2 제품화된 8자 붕대

상완부 고정을 위한
설탕집게형 부목

Sugar tong splint for
upper arm

1) 방법

① 골절을 정복한 후 주관절은 90도 굴곡, 전완부는 중립위에 위치시킨다.

② 부목이 위치되는 부위인 주관절부터 견관절까지 일정한 압박력으로 솜붕대를 균일하게 감는다.

③ 체형에 알맞은 규격의 부목을 선택해 겨드랑이부터 1~2cm 하단에서 시작해 주관절을 지나 U자 모양으로 돌린 후(U-slab splint라고도 칭함) 견관절을 감싸도록 알맞게 재단한다.

④ 주관절 위치부터 탄력붕대로 감아서 견관절에서 마무리 고정한다. 이는 부목이 주관절을 포함해 고르게 고정되게 하기 위함이며 단 이때 과도한 압력으로 감지 않으며 부목이 굳는 동안 적절한 주형을 통해 최적의 골편 정렬 위치를 얻도록 한다.

⑤ 3인치나 4인치 스타키넷을 묶어 주관절이 90도가 되도록 팔걸이를 해주거나 경우에 따라 장상지 부목을 덧대어 고정시킬 수도 있다.

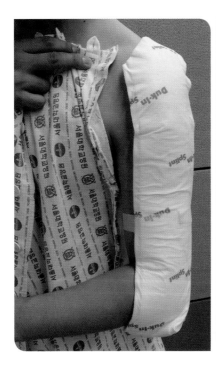
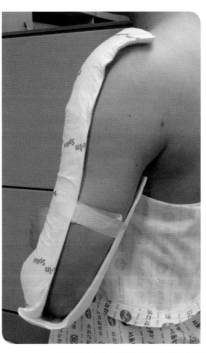

▶ Sugar tong slint for
upper arm

Fig 2-1-3 상완부 고정을 위한 설탕집게형 부목

⑥ 탈부착이 가능한 부목의 형태를 적용하고자 한다면 환부에 적합한 형태의 규격화된 Yogips를 선택한다

⑦ Yogips를 주형이 가능한 형태로 만들어 주는 열처리 기기(heating machine)에 넣고 약 85도로 가열 온도를 설정한 후 기기를 작동시킨다. 약 5분 정도 지나 짙은 푸른색을 띠던 부목의 색깔이 흰색으로 변하면 꺼낸다.

⑧ Yogips를 겨드랑이부터 1~2cm 하단에서 시작해 주관절을 지나 U자 모양으로 돌린 후 견관절을 감싸도록 알맞게 재단한 후 환부에 위치시켜 탄력붕대로 감아서 딱딱하게 굳을 때까지 Yogips를 고르게 주형한다.

⑨ 끝부위가 날카롭지 않도록 마감재 등을 덧대어 마무리하고 규격에 맞는 스트랩을 방향이 바깥쪽이 향하도록 부착한 후 알맞게 재단한다.

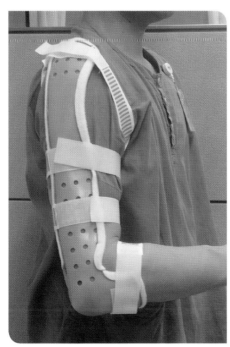 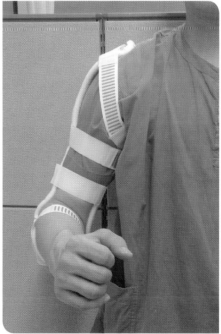

Fig 2-1-4 상완부 고정을 위한 설탕집게형 부목

03 장상지 부목

Long arm splint

1) 방법

① 일반적으로 주관절을 90도로 굴곡하고 전완부는 중립위에 위치하게 한다.

② 부목이 위치되는 부위인 수부의 중수지간관절에서부터 상완 근위부까지 일정한 압박력으로 솜붕대를 균일하게 감는다.

③ 체형에 알맞은 규격의 부목을 선택해 수부의 제5중수골, 전완부 척측을 지나 상완 근위부 후방을 덮을 수 있도록 알맞게 재단한다.

④ 재단된 부목을 위치시킨 후 탄력붕대로 균일하게 감는다. 이때 과도한 압력이 가해지지 않도록 하여야 한다. 부목이 굳는 동안 필요한 주형을 가할 수 있다.

⑤ 전완부의 회전은 중립위(neutral)에서 실시하나 골절 양상 및 환부의 상태에 따라 회내전(pronation) 또는 회외전(supination) 각도를 달리하여 적용하기도 한다.

▶ Long arm splint

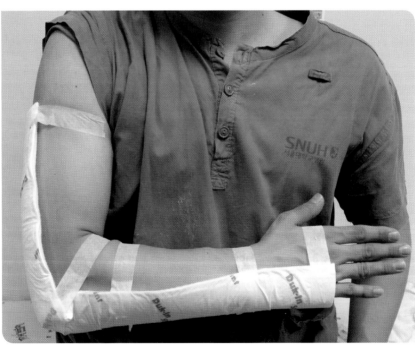

Fig 2-1-5 장상지 부목

⑥ 탈부착이 가능한 부목의 형태를 적용하고자 한다면 환부에 적합한 형태의 규격화된 Yogips를 선택한다.

⑦ Yogips를 주형이 가능한 형태로 만들어 주는 열처리 기기(heating machine)에 넣고 약 85도로 가열 온도를 설정한 후 기기를 작동시킨다. 약 5분 정도 지나 짙은 푸른색을 띄던 부목의 색깔이 흰색으로 변하면 꺼낸다.

⑧ Yogips를 손바닥 근위 손금부에서 시작해서 전완부 척골위치를 지나 상완근위부 후방을 덮을 수 있도록 알맞게 재단 한 후 환부에 위치시켜 탄력붕대로 감아서 딱딱하게 굳을 때까지 Yogips를 고르게 주형한다.

⑨ 끝부위가 날카롭지 않도록 마감재 등을 덧대어 마무리하고 규격에 맞는 스트랩 방향이 바깥쪽이 향하도록 부착한 후 알맞게 재단한다.

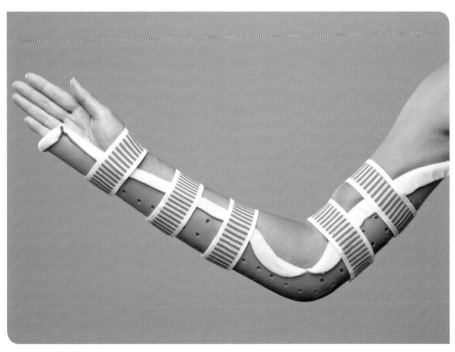

Fig 2-1-6 탈부착이 가능한 장상지 부목

전완부 고정을 위한 설탕 집게형 부목

Sugar tong splint for forearm

1) 방법

① 주관절을 90도로 굴곡하고 부목이 위치되는 부위인 중수지간관절에서부터 상완 원위부까지 일정한 압박력으로 솜붕대를 균일하게 감는다.

② 체형에 알맞은 규격의 부목을 선택해 손바닥 근위부(중수지간관절)에서 시작해 주관절을 거쳐 U자 형 집게 모양으로 손등까지 덮을 수 있도록 알맞게 재단한다.

③ 부목을 댄 후 탄력붕대를 감는다. 탄력붕대는 근위부, 즉 주관절 부위에서 원위부, 즉 수부방향으로 내려가면서 감는데 이는 부목이 주관절에 고르게 밀착되도록 하기 위함이다. 부목이 굳는 동안 고르게 주형하여 골절의 정복이 잘 유지될 수 있도록 한다.

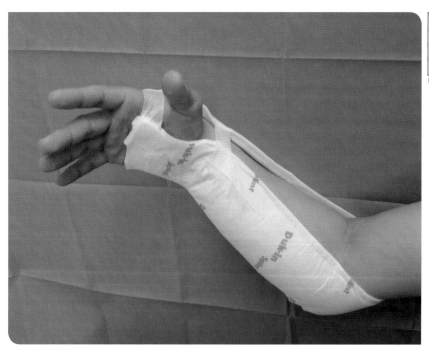

▶ Sugar tong slint for forearm

Fig 2-1-7 전완부 고정을 위한 설탕 집게형 부목 (Colles 골절 부목 예시)

④ 탈부착이 가능한 부목의 형태를 적용하고자 한다면 환부에 적합한 형태의 규격화된 Yogips를 선택한다.

⑤ Yogips를 주형이 가능한 형태로 만들어 주는 열처리 기기(heating machine)에 넣고 약 85도로 가열 온도를 설정한 후 기기를 작동시킨다. 약 5분 정도 지나 짙은 푸른색을 띠던 부목의 색깔이 흰색으로 변하면 꺼낸다.

⑥ Yogips를 손바닥 근위부에서 시작해 주관절을 거쳐 U자 형 집게 모양으로 손등까지 덮을 수 있도록 알맞게 재단 한 후 환부에 위치시킨 후 탄력붕대로 감아서 딱딱하게 굳을 때까지 Yogips 를 고르게 주형한다.

⑦ 끝부위가 날카롭지 않도록 마감재 등을 덧대어 마무리하고 규격에 맞는 스트랩 방향이 바깥쪽이 향하도록 부착한 후 알맞게 재단한다.

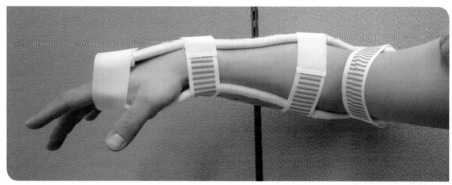

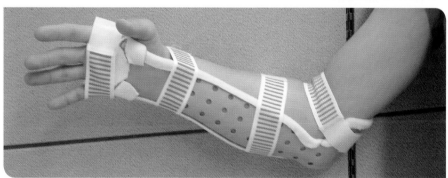

Fig 2-1-8 전완부 고정을 위한 탈부착이 가능한 설탕 집게형 부목(Colles 골절 부목 예시)

05 단상지 부목

1) 방법

① 부목이 위치되는 부위인 손바닥 근위 손금 위치부터 전완 근위부까지 일정한 압박력으로 솜붕대를 균일하게 감는다.

② 체형과 환부에 알맞은 규격의 부목을 선택하고 일반적으로 수부의 중수지간관절 및 원위부 관절들의 운동이 가능하도록 손바닥 근위 손금 위치까지 잘라 재단한다.

③ 재단된 부목은 수장(volar)부에 주로 적용하나 필요에 따라 배부(dorsal)에 대기도 한다.

④ 재단된 부목을 위치시킨 후 탄력붕대로 균일하게 감는다. 이때 과도한 압력이 가해지지 않도록 하여야 한다. 부목이 굳는 동안 필요한 주형을 가할 수 있다.

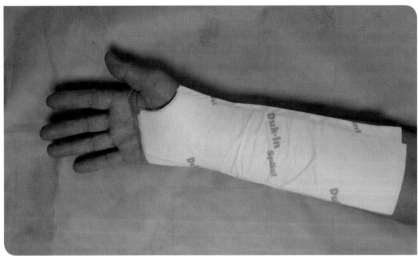

▶ Short arm splint volar type

Fig 2-1-9 단상지 부목(수장부 형)

⑤ 탈부착이 가능한 부목의 형태를 적용하고자 한다면 환부에 적합한 형태의 규격화된 Yogips를 선택한다.

⑥ Yogips를 주형이 가능한 형태로 만들어 주는 열처리 기기(heating machine)에 넣고 약 85도로 가열 온도를 설정한 후 기기를 작동시킨다. 약 5분 정도 지나 짙은 푸른색을 띄던 부목의 색깔이 흰색으로 변하면 꺼낸다.

⑦ Yogips를 환부에 알맞은 위치인 수장부 혹은 배부에 위치시키고 필요한 만큼 재단해 위치시킨 후 탄력붕대로 감아서 딱딱하게 굳을 때까지 Yogips를 고르게 주형한다.

⑧ 끝부위가 날카롭지 않도록 마감재 등을 덧대어 마무리하고 규격에 맞는 스트랩 방향이 바깥쪽이 향하도록 부착한 후 알맞게 재단한다.

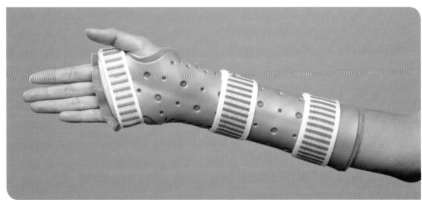

▶ Short arm removable splint (yogips-volar type)

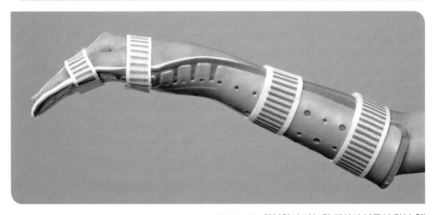

Fig 2-1-10 탈부착이 가능한 단상지 부목(수장부 형)

06 단상지 척측 구형성 부목

Short arm ulnar gutter splint

1) 방법

① 필요 시 손가락 사이에 거즈를 얇게 펴서 넣는다.

② 4, 5번째 손가락을 같이 감을 수도 있고 3번째 손가락까지 포함할 수도 있고 경우에 따라서는 중수지간관절 근위부에서 주관절 하단까지만 감을 수도 있다.

③ 부목이 위치되는 부위에 일정한 압박력으로 솜붕대를 균일하게 감는다. 손가락을 감싸게 될 때는 솜붕대가 3겹 이상을 넘지 않도록 주의하는데 이는 고정되지 않은 다른 손가락을 과도하게 누르거나 관절 운동을 제한할 수 있기 때문이다.

④ 체형에 알맞은 규격의 부목을 선택해 적절한 길이로 부목을 자른다.

⑤ 손가락을 포함하게 된다면 특별한 경우를 제외하고는 내재근 양성 위치(intrinsic plus position)가 되도록 근위 지절간 관절(proximal interphalangeal joint), 원위 지절간 관절(distal interphalangeal joint)은 완전 신전, 중수지간 관절은 60~80° 굴곡, 손목 관절은 20~30° 신전한 위치에서 부목을 적용한다. 이는 고정 후 내재근 단축으로 인한 수부 관절 구축의 발생을 예방하기 위함이다.

⑥ 재단된 부목을 위에서 기술한 바와 같은 범위에 걸쳐, 수부의 척측, 손목 관절 및 전완부의 척측에 위치시킨다.

⑦ 탄력붕대를 이용해 과도한 압력이 가해지지 않도록 부목을 균일하게 감은 후 부목이 굳는 동안 적절하게 주형한다.

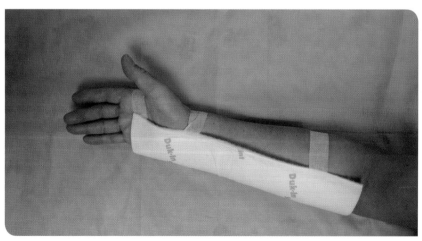

▶ Short arm splint ulna gutter 1

Fig 2-1-11 단상지 척측 구형성 부목(손목 관절까지만 포함하는 형태의 부목 예시)

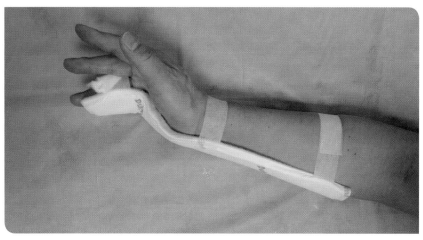

▶ Short arm splint
ulna gutter splint 2

Fig 2-1-12 단상지 척측 구형성 부목(손가락을 모두 포함하는 형태의 부목 예시)

⑧ 탈부착이 가능한 부목의 형태를 적용하고자 한다면 환부에 적합한 형태의 규격화된 Yogips를 선택한다.

⑨ Yogips를 주형이 가능한 형태로 만들어 주는 열처리 기기(heating machine)에 넣고 약 85도로 가열 온도를 설정한 후 기기를 작동시킨다. 약 5분 정도 지나 짙은 푸른색을 띄던 부목의 색깔이 흰색으로 변하면 꺼낸다.

⑩ Yogips를 환부에 알맞게 척측 위치에 필요한 만큼 재단해 위치시킨 후 탄력붕대로 감아서 딱딱하게 굳을 때까지 Yogips를 고르게 주형한다.

⑪ 끝부위가 날카롭지 않도록 마감재 등을 덧대어 마무리하고 규격에 맞는 스트랩 방향이 바깥쪽이 향하도록 부착한 후 알맞게 재단한다.

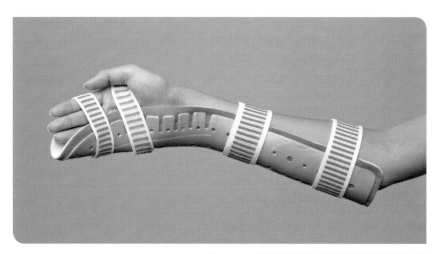

Fig 2-1-13 탈부착이 가능한 단상지 척측 구형성 부목

단상지 요측 구형성 부목

Short arm radial gutter splint

1) 방법

① 필요 시 손가락 사이에 거즈를 얇게 펴서 넣는다.

② 부목이 위치되는 부위에 일정한 압박력으로 솜붕대를 균일하게 감는다.

③ 체형에 알맞은 규격의 부목을 선택한다.

④ 부목을 요측이 감싸지도록 재단할 때 엄지손가락이 부목의 중앙 선상을 통과하여 움직임에 큰 제한이 없을 만큼 세로 방향(longitudinal)으로 칼이나 가위로 충분히 절개한다.

⑤ 엄지손가락을 부목의 구멍으로 통과시킨 후 환부의 상태에 맞게 중수지관절까지 혹은 2, 3 수지 끝까지, 전완의 요측을 고르게 감싸도록 부목을 위치시킨다.

⑥ 위치시킨 부목을 탄력붕대를 이용해 과도한 압력이 가해지지 않도록 균일하게 감은 후 부목이 굳는 동안 주형하여 최적의 정렬위치가 유지되도록 한다.

⑦ 수지의 관절을 포함하여 감는 경우에는 특수한 일부 경우를 제외하고는 손의 위치를 내재근 양성 위치(intrinsic plus position)에 두어야 한다.

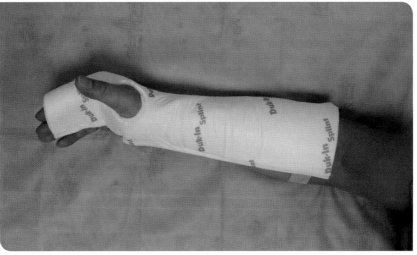

▶ Short arm splint radial gutter

Fig 2-1-14 단상지 요측 구형성 부목

⑧ 탈부착이 가능한 부목의 형태를 적용하고자 한다면 환부에 적합한 형태의 규격화된 Yogips를 선택한다.

⑨ Yogips를 주형이 가능한 형태로 만들어 주는 열처리 기기(heating machine)에 넣고 약 85도로 가열 온도를 설정한 후 기기를 작동시킨다. 약 5분 정도 지나 짙은 푸른색을 띄던 부목의 색깔이 흰색으로 변하면 꺼낸다.

⑩ Yogips를 환부에 알맞게 요측 위치에 필요한 만큼 재단해 위치시킨 후 탄력붕대로 감아서 딱딱하게 굳을 때까지 Yogips를 고르게 주형한다.

⑪ 끝부위가 날카롭지 않도록 마감재 등을 덧대어 마무리하고 규격에 맞는 스트랩 방향이 바깥쪽이 향하도록 부착한 후 알맞게 재단한다.

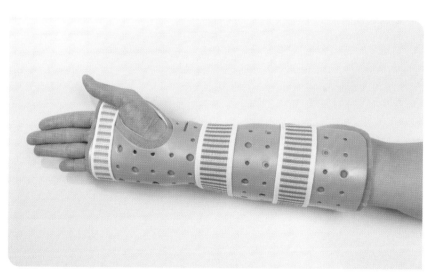

Fig 2-1-15 탈부착이 가능한 단상지 요측 구형성 부목

08 단상지 무지 수상 부목

Short arm thumb spica splint

1) 방법

① 부목이 위치되는 부위인 엄지손가락부터 전완 근위부까지 일정한 압박력으로 솜붕대를 균일하게 감는데 엄지손가락 부위의 솜붕대는 과도하게 두껍게 감지 않도록 주의한다.

② 체형에 알맞은 규격의 부목을 선택한다.

③ 부목은 무지를 감싸고 전완 근위부까지 위치하며 2, 3, 4, 5 수지는 움직임이 가능하도록 알맞게 잘라 재단한다.

④ 재단된 부목을 위치시킨 후 탄력붕대로 균일하게 감는다. 이때 과도한 압력이 가해지지 않도록 하여야 한다. 부목이 굳는 동안 필요한 주형을 가할 수 있다.

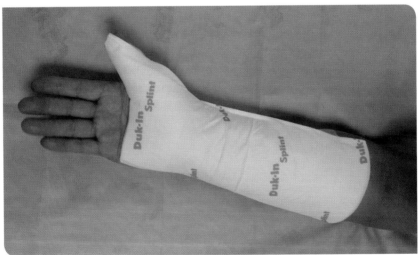

▶ Short arm thumb spica splint

Fig 2-1-16 단상지 무지 수상 부목

⑤ 탈부착이 가능한 부목의 형태를 적용하고자 한다면 환부에 적합한 형태의 규격화된 Yogips를 선택한다.

⑥ Yogips를 주형이 가능한 형태로 만들어 주는 열처리 기기(heating machine)에 넣고 약 85도로 가열 온도를 설정한 후 기기를 작동시킨다. 약 5분 정도 지나 짙은 푸른색을 띄던 부목의 색깔이 흰색으로 변하면 꺼낸다.

⑦ Yogips를 엄지손가락을 포함된 환부에 알맞게 배부위치에 필요한 만큼 재단해 위치시킨 후 탄력붕대로 감아서 딱딱하게 굳을 때까지 Yogips를 고르게 주형한다.

⑧ 끝부위가 날카롭지 않도록 마감재 등을 덧대어 마무리하고 규격에 맞는 스트랩 방향이 바깥쪽이 향하도록 부착한 후 알맞게 재단한다.

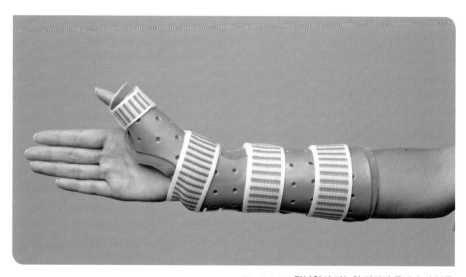

Fig 2-1-17 탈부착이 가능한 단상지 무지 수상 부목

09 손가락 부목

Finger splint

1) 방법

① 주로 알루미늄 splint를 재단해 고정한다.

② U자 형태로 손가락을 감싸는 방법, 손가락의 수장(volar) 또는 배부(dorsal)면만 대는 방법이 있다.

③ 가급적 알루미늄 부목과 피부가 직접 닿지 않도록 거즈로 패딩을 해준다.

④ 종이테이프나 혹은 Coban(3M®)으로 고정해 준다(접착력이 강한 면 반창고는 가급적 피하는게 좋은데, 이는 면 반창고를 제거할 때 수상부위가 과도하게 흔들릴 수 있기 때문이다).

⑤ 혹은 사이즈 별로 상품화된 Stack finger splint를 이용해 고정한다.

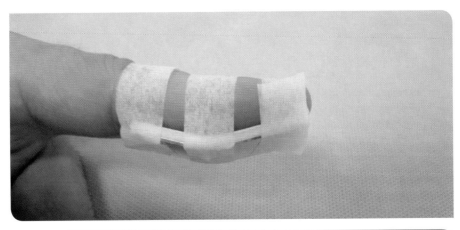

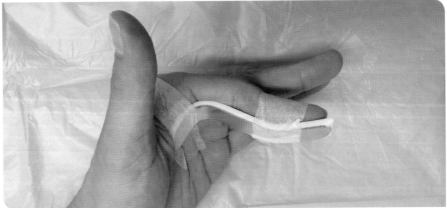

Fig 2-1-18 Aluminum finger splint

2) 주의점

과도하게 힘을 주어 강하게 고정하면 손가락의 혈액순환 장애가 발생할 수 있다. 또 U자 형태로 손가락을 감싸면 피부가 알루미늄 부목에 눌려 괴사될 수 있으므로 특히 주의해야 한다.

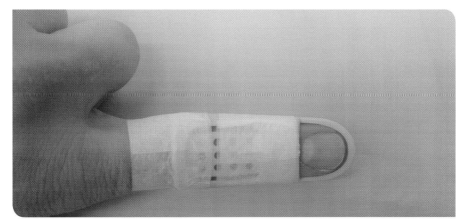

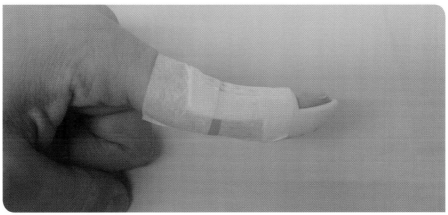

Fig 2-1-19 Stack finger splint

10 Velpeau bandage

1) 방법

① 피부가 맞닿는 액와 부위, 주관절 및 전완부에는 솜붕대를 이용해 얇게 padding한다.

② 체형에 알맞은 크기의 스타키넷을 이용해 체간을 감싸고 2~3cm 정도 남을 만큼 재단한다.

③ 스타키넷을 체간에 감싼 후 손목이 스타키넷에서 빠져나올 수 있도록 가위로 자른다. 이곳으로 손목을 꺼내 환자가 반대편 손을 이용해 잡도록 한다.

④ 주관절 부위를 감싸도록 스타키넷을 일정하게 당긴 후 옷핀 방향이 안에서 밖으로 나오도록 하여 고정한다. 이렇게 하면 피부가 옷핀에 찔리는 것을 예방할 수 있다.

⑤ 먼저 횡으로 스타키넷을 당겨 주관절과 견관절 부위를 제외한 측면이 고르게 고정되도록 옷핀으로 고정한다. 그 다음 주관절 부위를 고정하고 견관절 부위의 오구돌기(coracoid process), 견봉(acromion) 등의 돌출부에는 솜을 이용해 한 두겹 정도 padding을 하도록 하고 스타키넷이 견관절을 잘 감싸지도록 사선방향으로 당겨서 옷핀으로 고정시켜 최종적으로 주관절과 견관절 모두 고르게 고정되게 한다.

⑥ 스타키넷의 압박력이 고르게 가도록 주름을 펴면서 정리하고 옷핀으로 고정된 스타키넷 이후 부분들은 일정하게 가위로 다듬고 면 반창고를 이용해 핀이 빠지지 않도록 붙인다.

⑦ 3, 4인치 스타키넷을 이용해 손목을 감싸 arm sling을 만들어 마무리한다.

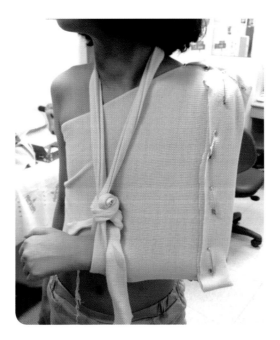

▶ Velpeau bandage

Fig 2-1-20
Velpeau bandage
(전면)

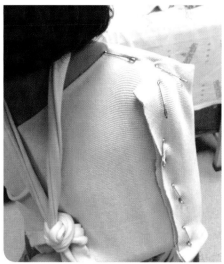

◀
Velpeau bandage
(상면)

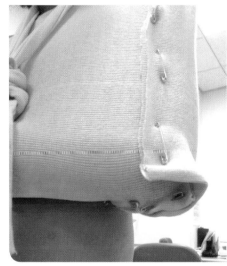
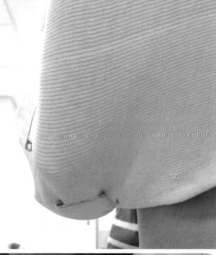

◀◀
Velpeau bandage
(하면)

◀
Velpeau bandage
(후면)

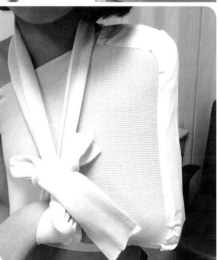

◀
Velpeau bandage

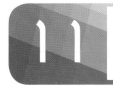

11 Gilchrist bandage

1) 방법

① 스타키넷을 이용하여 만들기도 하고 제품화된 bandage를 사용하기도 한다.

② 스타키넷 일부를 잘라 손목에서 견관절 부위까지 스타키넷 안에 들어가게 한다.

③ 견관절 부위에서 빠져나와 위로 펴지는 스타키넷으로 목 위를 거쳐 손목 위치까지 내려온 후 손목을 한 바퀴 감싸 옷핀으로 고정한다.

④ 손목부에서 빠져나와 횡으로 펴지는 스타키넷으로 체간 뒤를 돌아 주관절 바로 윗부분인 원위 상완을 한 바퀴 감싸 옷핀으로 고정한다.

⑤ 팔이 최대한 움직이지 않도록 스타키넷을 적절하게 당겨서 옷핀으로 고정한다.

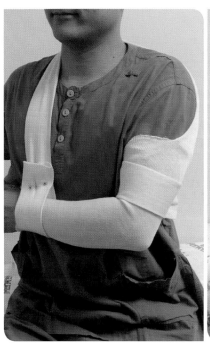
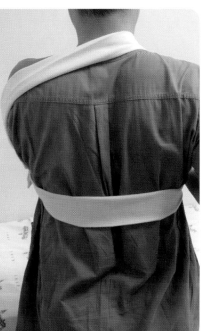

▶ Gilchrist bandage

Gilchrist bandage(전면)   Gilchrist bandage(후면)

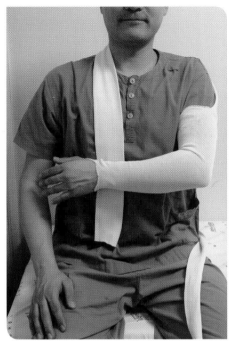
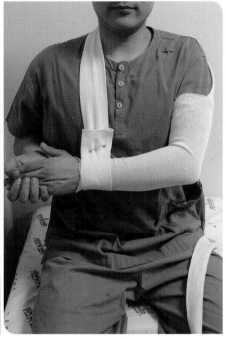

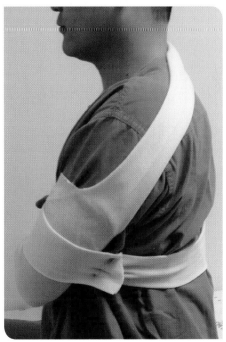

Fig 2-1-21 Gilchrist bandage

12 Sling–and–swathe

1) 방법

천이나 스타키넷을 넓게 펴서 전완부와 상완부를 포함하여 감싼(swathe) 후 목 뒤에서 묶어 상지를 지탱할 수 있도록 한다(sling). 또 하나의 천이나 스타키넷을 몸통에 둘러 상완부가 몸통에 밀착되어 고정되도록 한다. Velpeau bandage, Gilchrist bandage와 비슷한 목적으로 사용되며 간편하게 제품화되어 판매되는 형태도 있다. 이의 변형으로 상완부를 외전하는 위치에서 고정하기 위해 상지와 몸통 사이에 패드를 넣은 제품이 상용화되어 있기도 하다.

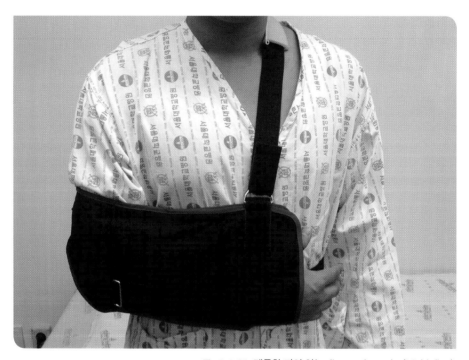

Fig 2-1-22 제품화 되어 있는 sling-and-swathe(Multi sling)

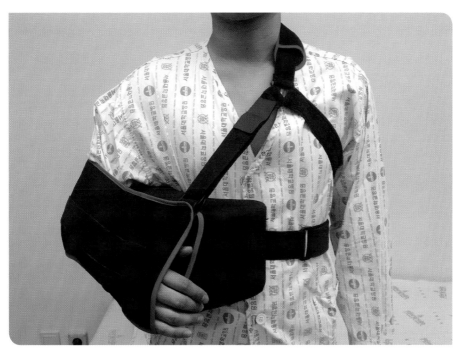

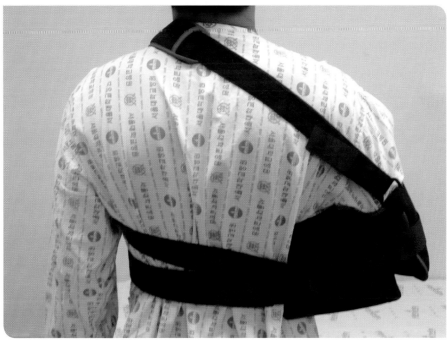

Fig 2-1-23 제품화 되어 있는 shoulder abduction brace(K-Sling II)

II. 상지 석고붕대

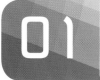 견수상 석고붕대   Shoulder spica cast

1) 방법

① 적절한 크기의 스타키넷을 손에서 견관절을 덮도록 씌우고, 또 하나의 스타키넷은 체간을 감싸 씌운다.

② 환자의 체격을 고려한 솜붕대를 손에서부터 감아 올라가기 시작해 견관절을 포함해 체간이 연결되도록 감는다.

③ 솜붕대와 유사한 크기의 석고붕대를 이용해 손에서부터 감아 올라가기 시작해 견관절을 포함해 체간을 감싸는데 체간 부위를 감을 때에는 섭식과 호흡이 가능해야 하고 상지를 지지하는 것이 주 목적이기 때문에 너무 타이트하게 감지 않도록 주의한다.

④ 석고붕대가 굳기 전에 환부에 알맞은 주형을 하는데 견봉, 주두 등과 같은 골 돌출부는 누르지 않도록 주의한다.

⑤ 섭식과 호흡이 가능하도록 체간의 전면부 일부는 석고붕대칼이나, 커터 등을 이용해 제거한 후 미리 씌운 스타키넷을 이용해 마감 작업을 한다.

⑥ 상지와 체간을 안전하게 연결 및 지지할 수 있는 길이의 나무막대를 재단하고 석고붕대를 이용해 상지와 체간이 연결되도록 함께 묶는다.

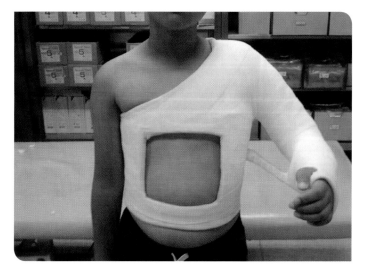

Fig 2-2-1
견수상 석고붕대

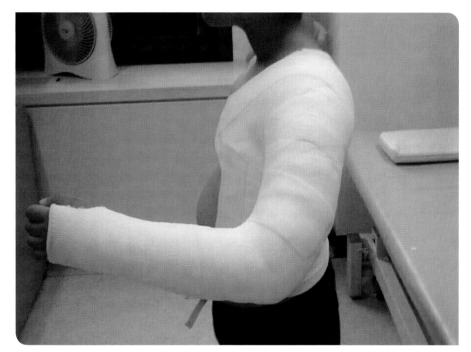

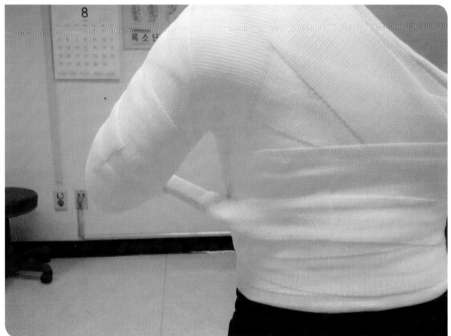

견수상 석고붕대

02 장상지 석고붕대   Long arm cast

1) 방법

① 적절한 너비의 스타키넷을 수부에서 상완 근위부까지 씌운다.

② 환자의 체격을 고려해 환부에 알맞은 크기의 솜붕대와 석고붕대를 선택한다.

③ 솜붕대를 손목부위에 먼저 한 겹 감고 수부쪽으로 이어와 손가락 운동이 가능한 범위인 손바닥 근위 손금 부위까지 감고 다시 근위부로 올라가는데 이는 움직임이 많은 관절 위치를 더욱 단단하게 고정하기 위함이며 이후 전완부를 지나 주관절 하단까지 감는다.

④ 석고붕대를 솜붕대를 감았던 동일한 방법으로 감아서 단상지 석고붕대의 형태를 만든다. 이후 어느 정도 석고붕대가 굳었을 때 솜 위치 끝지점인 주관절 하단부터 주관절을 지나 상완골 근위부까지 솜붕대를 연결하고 연달아 석고붕대를 감는다.

⑤ 대개 중립위 주관절 90도 위치에서 석고붕대를 감게 되나, 특별한 경우에는 회외전(supination) 또는 회내전(pronation)의 위치로 감아야 하는 경우도 있으며 주관절을 90도보다 신전 위치에서 감아야 하는 경우도 있다. 환자의 상태에 따라 주관절과 손목관절 각도는 언제든지 바뀔 수 있음을 유의하여야 하며, 수상 부위에 따라 상완에 올라오는 석고의 높이 또한 달라질 수 있다.

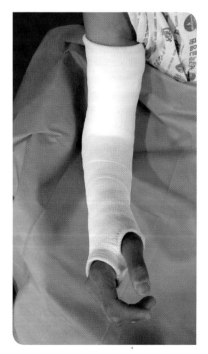

▶ Long arm cast

Fig 2-2-2
장상지 석고붕대

2) 주의점

① 일반적으로 석고 붕대로 골절을 안전하게 고정하기 위해서는 골절 부위보다 원위부와 근위부의 관절을 고정하여야 한다. 이러한 원칙에 따르면 상완골 과상부 골절 등 주관절보다 근위부의 골절에서는 주관절과 견관절을 고정하여야 하나, 견관절을 고정하는 견수상 석고 붕대는 환자의 불편함이 매우 크므로 이러한 임상 상황에서도 장상지 석고 붕대를 사용하는 경우가 많다. 이때에는 석고 붕대를 상완 근위부까지 충분히 올려서 감아야 하며 견관절의 움직임을 최소화하기 위해 상지 sling을 꼭 착용하도록 하여야 한다. 소아의 경우에는 통증이 소실되면 견관절을 자유롭게 움직이면서 다니는 등 순응도(compliance)가 떨어지므로 좀더 적극적으로 sling & swathe 형태의 추가적인 고정을 해야 하는 경우도 있다. 이러한 추가적인 조치와 교육을 하지 않은 경우에는 석고 붕대의 무게 때문에 견관절 움직임에 의해 골절 정복이 소실될 수 있으며 특히 내고정이 견고하지 못한 경우 그러한 위험이 크므로 유의해야 한다.

② 석고 붕대를 상완 근위부까지 높여서 감는 경우에는 액와 부위에 닿아 통증과 피부 손상을 유발할 수 있으므로 상완을 편안하게 몸통에 위치하도록 하여 피부와 닿는 부위를 파악한 후 그 부위만 반월형으로 잘라내어 이러한 문제를 예방하도록 하여야 한다.

③ 욕창(pressure sore)이 생기기 쉬운 척골 경상돌기(ulnar styloid process)와 상완골의 내측상과(medial epicondyle)와 외측상과(lateral epicondyle), 척골의 주두돌기(olecranon process) 부위가 눌리지 않도록 주의한다.

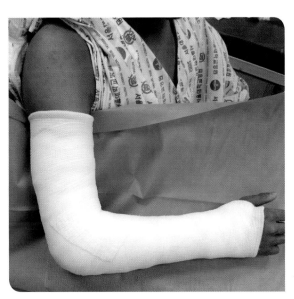

장상지 석고붕대

Münster 석고붕대

요골 척골 골절 혹은 주관절 주위 골절에서 제한적인 관절가동범위 움직임이 필요한 경우. 이 석고 붕대는 주관절의 굴곡 및 제한적인 신전을 허용하고자 할 때 사용한다.

1) 방법

① 적절한 크기의 스타키넷을 상완골 원위부까지 씌운다.

② 환자의 체격을 고려해 환부에 알맞은 크기의 솜붕대와 석고붕대를 선택해서 사용한다.

③ 주관절 중립위 및 45도 굴곡 상태에서 솜붕대를 감는다.

④ 장상지 석고붕대를 감는 방법으로 손목부위부터 시작해서 수부쪽 다시 전완부와 주관절을 지나 상완 원위부까지 솜붕대와 석고붕대 순서로 감는다.

⑤ 석고붕대가 다 굳기 전에 상완골의 내측상과(medial epicondyle)와 외측상과(lateral epicondyle), 척골의 주두돌기(olecranon process) 부분에는 특히 석고붕대가 밀착이 고르게 되도록 주형한다. 정확한 주형이 있어야만 전완의 회내 및 회외 운동을 제한하고(외측, 내측상과 위치) 주관절의 신전각도 제한(주두돌기 위치)이 가능하다. 욕창이 생기기 쉬운 척골 경상돌기(ulnar styloid process) 부위는 과도하게 누르지 않도록 주의한다.

⑥ 주관절 굴곡은 관절 운동 범위가 모두 가능하도록 그림과 같이 주관절에서 전완전부로 연결되는 석고붕대의 배측면 위치 일부를 U자 형태로 자르고, 주형한 척골의 주두돌기와 상완골 내·외측상과가 고르게 감싸지도록 석고붕대를 다듬어서 정리한다.

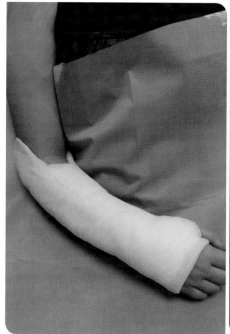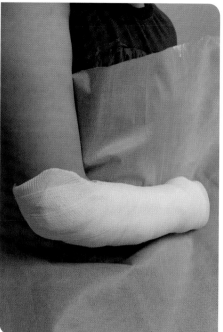

▶ Münster cast

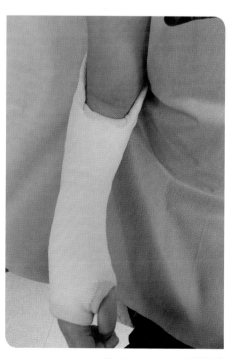

Fig 2-2-3 Münster 석고붕대

04 단상지 석고붕대

Short arm cast

1) 방법

① 적절한 크기의 스타키넷을 주관절 바로 밑까지 씌운 후 환부에 알맞은 크기의 솜붕대를 이용해 감는다.

② 일반적으로 손목관절 중립위에서 손목 부위부터 환부에 알맞은 크기의 석고붕대를 감기 시작해서 수부쪽으로 올라간 후 다시 전완부로 내려와 감는다. 이는 손목관절 부위를 좀 더 안정적으로 고정하기 위함이다.

③ 성인의 경우는 수지의 관절 구축을 예방하기 위해 중수지간 관절을 포함시키면 안되므로 손바닥 근위 손금의 근위부가 노출되도록 석고 붕대를 감는다. 소아의 경우는 상대적으로 수지 관절 구축의 발생 빈도가 낮으므로 골절을 더 안정적으로 고정하기 위해 더 원위부까지 포함하여 석고 붕대를 적용하는 경우가 있다.

④ 욕창이 생기기 쉬운 척골 경상돌기 부위를 주의하고 전완부의 회전을 최소화하기 위해 전후면을 눌러 주형한다(특히 소아).

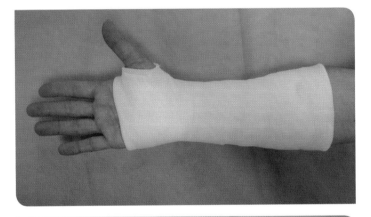

▶ Short arm cast

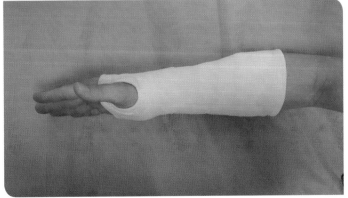

Fig 2-2-4
단상지 석고붕대

05 장상지 무지수상 석고붕대 — Thumb spica long arm cast

1) 방법

① 적절한 크기의 스타키넷을 상완골 근위부까지 씌우고 2인치 스타키넷을 이용해 엄지를 따로 씌운다.

② 환자의 체격을 고려해 환부에 알맞은 크기의 솜붕대와 석고붕대를 사용한다.

③ 손목위치부터 솜붕대를 감아서 수부쪽으로 가면서 제 1 물갈퀴공간(1st web space)과 엄지 손가락을 감싼다. 이후 과정은 장상지 석고붕대 감는 방법과 유사하게 손목위치로 올라와서 주관절 하단까지 솜붕대와 석고붕대 순서로 감는다. 단상지 석고붕대 형태를 만들고 어느 정도 굳은 다음 주관절을 지나 상완골 근위부까지 솜붕대와 석고붕대를 차례대로 감아서 마무리 한다.

④ 엄지 손가락의 지간관절이 움직이게 일부 노출할 수도 있고 엄지 전체를 감을 수도 있다.

⑤ 엄지의 위치는 자연스러운 위치로 주형을 하는데 대략 굴곡 15도, 외전 50도 정도로 한다 (수상부위의 조건과 상황에 따라 바뀔 수 있다).

⑥ 엄지 부위를 감을 때 과도하게 솜이나 석고가 두껍지 않도록 주의한다(2~3겹만으로도 충분한 고정력을 제공할 수 있다).

⑦ 무지구근(thenar muscle)부위는 고르게 밀착되도록 주형한다.

⑧ 욕창(pressure sore)이 생기기 쉬운 척골 경상돌기(ulnar styloid process)와 상완골의 내측상과 (medial epicondyle)와 외측상과(lateral epicondyle), 척골의 주두돌기(olecranon process) 부위를 주의한다.

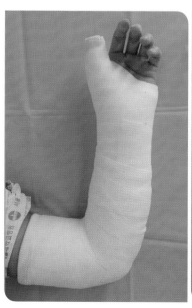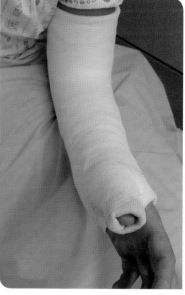

Fig 2-2-5
장상지 무지 수상 석고 붕대

06 단상지 무지수상 석고붕대 | Thumb spica short arm cast

1) 방법

① 스타키넷을 주관절 바로 밑까지 씌운 후 2인치 스타키넷을 이용해 엄지를 따로 씌운다.

② 환부에 알맞은 크기의 솜붕대를 손목 부위에서 시작하여 수부쪽으로 가면서 제1물갈퀴공간 (1st web space)과 엄지 손가락을 감싼다. 이후 다시 손목위치를 지나 전완부를 감는다. 동일한 방법으로 석고붕대를 감는다.

③ 임상적 필요에 따라 엄지 손가락 지간관절이 움직일 수 있도록 하거나 손가락 끝까지 전체를 감아 고정할 수도 있다.

④ 엄지 손가락의 위치는 자연스러운 위치로 molding을 하는데 대략 굴곡 15도, 외전 50도 정도로 한다(수상부위의 조건과 상황에 따라 바뀔 수 있다).

⑤ 엄지 부위를 감을 때 과도하게 솜이나 석고가 두꺼워지지 않게 한다(합성석고 2~3겹만으로도 충분한 고정력을 제공할 수 있다).

⑥ 무지구근(thenar muscle)부위는 고르게 밀착되도록 주형한다.

⑦ 욕창(pressure sore)이 생기기 쉬운 척골 경상돌기(ulnar styloid process) 부위를 주의한다.

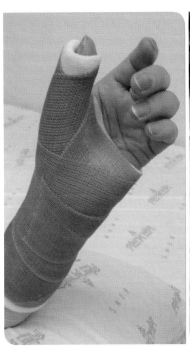
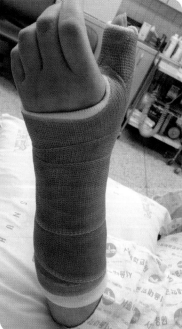

▶ Short arm Thumb spica cast

Fig 2-2-6
단상지 무지 수상 석고
붕대

07 Clam digger 석고붕대

Clam digger cast

1) 방법

① 손가락의 제한된 굴곡 움직임만 허용하고자 할 때 사용하는 석고 고정 방법이다.

② 스타키넷을 주관절 부위까지 씌운다.

③ 일반적으로 수부의 모양이 내재근 양성 위치(intrinsic plus position)가 되도록 근위 지절간 관절 (proximal interphalangeal joint), 원위 지절간 관절(distal interphalangeal joint)은 완전 신전, 중수지간 관절은 60~80° 굴곡, 손목 관절은 20~30° 신전된 상태로 주형한다.

④ 단상지석고붕대 감는 방법과 유사하게 손목 부위부터 시작해서 수부쪽의 손가락 끝까지 감고 다시 손목을 지나 전완 근위부까지 감는다

⑤ 석고붕대가 다 굳기 전에 중수지간관절, 근위 및 원위 지간 관절의 굴곡만 가능해지도록 손바닥 부위 석고 붕대 일부를 잘라서 다듬는다.

⑥ 석고붕대의 날카로운 부위가 없도록 씌워놓은 스타키넷을 이용해 마무리한다.

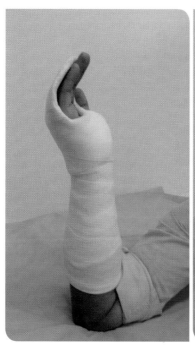 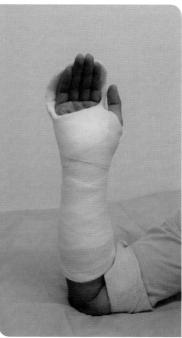

▶ Clam digger plastic cast

Fig 2-2-7
clam digger 석고붕대

08 단상지 척측 구형성 석고붕대

Short arm ulna gutter cast

1) 방법

① 필요 시 손가락 사이에 거즈를 얇게 펴서 넣는다.

② 스타키넷을 이용해 3~5 혹은 4~5 수지 끝까지 감싸고 다른 스타키넷을 이용해 엄지손가락과 검지손가락 혹은 중지손가락이 노출되도록 한다.

③ 솜붕대를 손목부터 감아서 엄지와 검지 혹은 중지를 제외하고 손가락 끝까지 감고 다시 주관절 원위부까지 감는다.

④ 2~3인치 석고붕대를 솜붕대와 같은 방법으로 감는다. 끝부분의 스타키넷을 접어 내린 후 그 위에 석고붕대를 감아 마무리한다

⑤ 석고붕대가 굳는 동안 내재근 양성위치가 잘 유지되도록 주형한다.

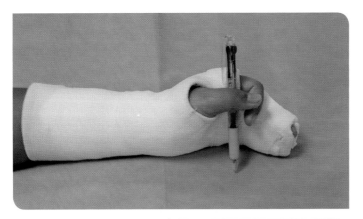

▶ Short arm ulna gutter plastic cast

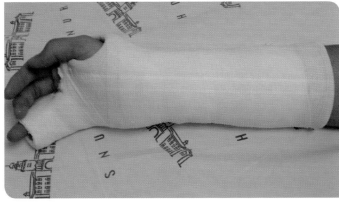

Fig 2-2-8
단상지 척측 구형성 석고붕대

※ 상지부목 적용 후 팔걸이 적용 ※

① 치료한 팔의 안정을 위해 팔걸이(arm sling)을 부목 위에 적용시킨다.

② 환부 부종이 심한 경우에는 당분간 누워서 환부를 심장보다 높게 유지되도록 하며 걸을 때는 머리 위에 얹고 걷도록 한다.

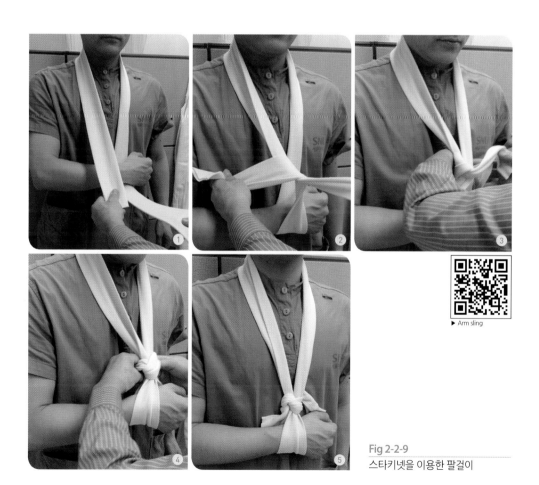

▶ Arm sling

Fig 2-2-9
스타키넷을 이용한 팔걸이

3

하지 부목 및
석고붕대법

Ⅰ. 하지 부목

하지 손상 환자에게 부목을 적용하기 전에는 바지와 양말 등의 의복 및 부착물을 벗겨내야 한다. 베개나 린넨 등을 이용해 수상 부위를 심장보다 높게 하여 부종을 막아야 하며, 특히 발 뒤꿈치에 체중이 실리지 않도록 주의한다. 발가락 운동이 가능하다면 부목을 적용한 이후 바로 발가락 운동을 시켜야 한다. 경우에 따라 정복이 필요하면, 적절한 정복술을 시행 후 부목을 적용한다. 재료에 따라 1) 탄력붕대로 고정하는 부목, 2) 탈부착이 가능한 부목 3) 석고붕대 4) 제품화된 보조기 등으로 나눌 수 있다.

장하지 부목　　　　　　Long leg splint

1) 방법

① 체형에 맞는 규격의 부목을 선택한다.

② 부목이 위치할 부위에 균일한 압력을 주어 솜붕대를 감는다. 발가락의 움직임을 허용한다면, 마지막에 발가락의 등 쪽의 솜붕대를 제거해 움직임이 가능하게 한다.

③ 부목을 발가락 끝에서 대퇴 근위부까지 위치하도록 길이를 재단한 다음, 환부에 위치시키고 탄력 붕대로 감는다.

④ 대체로 족관절은 90도, 슬관절은 20–30도 굴곡하도록 하나, 손상의 상태에 따라 관절각도는 달라질 수 있다.

⑤ 탄력붕대를 감을 때 과도한 압력을 가하면 안되며 균일하게 감아야 한다. 부목이 굳는 동안 적절한 주형을 하고 필요한 각도와 정렬을 유지하여야 한다.

⑥ 탈부착이 가능한 부목의 형태를 적용하고자 한다면 환부에 적합한 형태의 규격화된 부목 (Yogips)을 선택한다.

⑦ 부목(Yogips)을 주형이 가능하게 만들어 주는 열처리 기기(heating machine)에 넣고 부목의 색이 푸른색에서 흰색이 될 때까지 기다린 후(5분 정도) 꺼낸다.

⑧ 부목(Yogips)을 발가락 끝에서 대퇴 근위부 후방에 맞게 재단한 뒤 위치시키고 탄력 붕대로 감싼 후 딱딱하게 굳을 때까지 고르게 주형한다.

⑨ 끝부분이 날카롭지 않게 마감재 등을 덧대어 마무리하고 규격에 맞는 스트랩을 바깥쪽이 향하도록 적절히 부착한다.

2) 주의점

비골두에 충분한 공간을 두어 비골신경 마비가 생기지 않도록 주의한다. 발뒤꿈치의 주형을 적절히 하여서 욕창이 생기는 것을 방지한다.

▶ Long leg splint

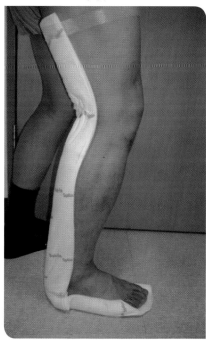

Fig 3-1-1 장하지 부목

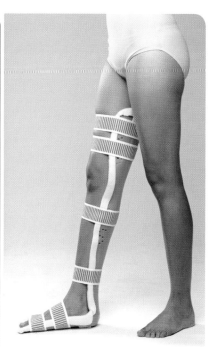

Fig 3-1-2 탈부착형 장하지 부목

02 단하지 부목

1) 방법

① 부목이 위치할 부위인 발가락부터 무릎관절 하단까지 균일한 압력으로 솜붕대를 감고 발가락의 움직임을 허용한다면, 마지막에 발가락의 등 쪽의 솜붕대를 제거해 움직임이 가능하게 한다.

② 체형에 맞은 규격의 부목을 선택해 발가락 끝부터 무릎관절 하단까지의 후방부를 감싸도록 한다. 특수한 경우를 제외하고 족관절이 90도가 되도록 한다.

③ 탄력붕대를 감을 때 과도한 압력을 가하면 안되며 균일하게 감아야 한다. 부목이 굳는 동안 적절한 주형을 하고 필요한 각도와 정렬을 유지하여야 한다.

④ 탈부착이 가능한 부목의 형태를 적용하고자 한다면 환부에 적합한 형태의 규격화된 Yogips를 선택한다.

⑤ Yogips를 주형이 가능하게 만들어 주는 열처리 기기(heating machine)에 넣고 부목의 색이 푸른색에서 흰색이 될 때까지 기다린 후(5분 정도) 꺼낸다.

⑥ Yogips를 발가락 끝에서 대퇴 근위부 후방에 맞게 재단한 뒤 위치시키고 탄력 붕대로 감싼 후 딱딱하게 굳을 때까지 고르게 주형한다.

⑦ 끝부분이 날카롭지 않게 마감재 등을 덧대어 마무리하고 규격에 맞는 스트랩을 바깥쪽이 향하도록 적절히 부착한다.

2) 주의점

비골두에 충분한 공간을 두어 비골신경 마비가 생기지 않도록 주의한다. 발뒤꿈치의 주형을 적절히 하여서 욕창이 생기는 것을 방지한다.

▶ Short leg splint

▶ Short leg removable
splint(short leg
yogips volar type)

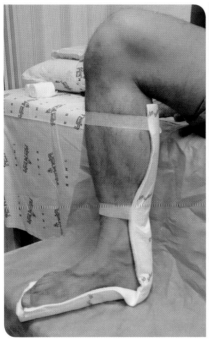

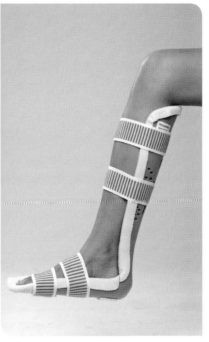

Fig 3-1-3 단하지 부목   **Fig 3-1-4** 탈부착형 단하지 부목

03 원통형 부목

Cylinder splint

1) 방법

① 부목이 위치할 부위인 족관절 상부에서 대퇴 근위부까지 균일한 압력으로 솜붕대를 감는다.

② 체형에 맞은 규격의 부목을 이용해 족관절 상부에서 대퇴 근위부 후방을 감싸도록 재단한 뒤 환부에 위치시키고 탄력 붕대로 감는다.

③ 일반적으로 슬관절은 보통 20-30도 굴곡한다. 그러나, 손상 양상에 따라서 임상적으로 고려하여, 관절 각도를 정할 수 있다. 예를 들어, 슬개골 비전위성 횡골절에는 슬관절을 신전한 상태로 부목을 시행한다.

④ 탈부착이 가능한 부목의 형태를 적용하고자 한다면 환부에 적합한 형태의 규격화된 Yogips를 선택한다.

⑤ Yogips를 주형이 가능하게 만들어 주는 열처리 기기(heating machine)에 넣고 부목의 색이 푸른색에서 흰색이 될 때까지 기다린 후(5분 정도) 꺼낸다.

⑥ Yogips를 족관절 상부에서 대퇴 근위부 후방에 맞게 재단한 뒤 위치시키고 탄력 붕대로 감싼 후 딱딱하게 굳을 때까지 고르게 주형한다.

⑦ 끝부분이 날카롭지 않게 마감재 등을 덧대어 마무리하고 규격에 맞는 스트랩을 바깥쪽이 향하도록 적절히 부착한다.

2) 주의점

비골두가 과도하게 눌리지 않도록 주의하고 부목이 쉽게 움직이므로 단하지나 장하지부목 보다는 압력을 더 주어 탄력붕대를 감는다.

▶ Cylinder splint

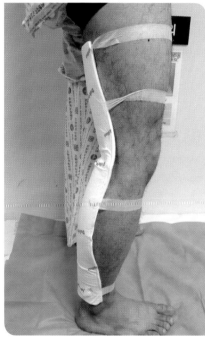

Fig 3-1-5 원통형 부목

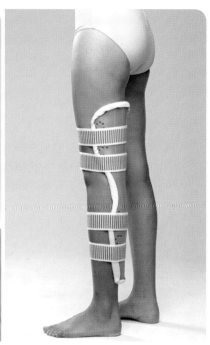

Fig 3-1-6 탈부착형 원통형 부목

II. 하지 석고붕대

01 장하지 석고붕대

Long leg cast

1) 방법

① 스타키넷을 발부터 대퇴근위부까지 씌운 후 환부에 맞는 솜붕대를 감는다. 발가락 부위부터 감기 시작해 무릎 밑까지 솜붕대를 감고 이어서 석고붕대를 감아서 단하지 석고붕대의 형태를 만든다.

② 석고붕대가 어느 정도 딱딱해지면 솜붕대와 석고붕대 순서로 연결되도록 감아 올라가 무릎관절을 지나 대퇴근위부까지 감는다.

③ 발뒤꿈치에 욕창이 생기지 않도록 패딩(padding)을 충분히 하고 비골 골두 밑으로 지나가는 비골 신경이 눌려 마비가 올 수 있으므로 이 부위가 과도하게 압박되지 않도록 주의한다.

④ 보통 중립위치(발목 관절 90도, 슬관절 20도 굴곡)에서 시행하나 손상 양상에 따라서 임상적으로 고려하여 관절의 고정 각도가 달라진다. 아킬레스 건 파열 후 재건술을 시행하였다면 발목은 족저굴곡(plantar flextion)하고 무릎은 30~40도 정도 굴곡한다. 슬개골 횡골절 시에는 무릎은 거의 신전상태로 고정한다.

⑤ 석고붕대가 굳기 전에 발바닥의 아치, 종골, 내외과, 경골조면, 슬개골 부위를 고르게 주형하며 특히 비골 두는 눌리지 않도록 각별히 주의한다.

⑥ 아킬레스 건파열 등과 같은 일부 손상을 제외하고는 발가락 운동이 가능하도록 석고붕대 발가락 등 쪽의 석고붕대를 제거하여 발가락 배면부가 노출되도록 하고 스타키넷을 이용하여 마감처리를 한다.

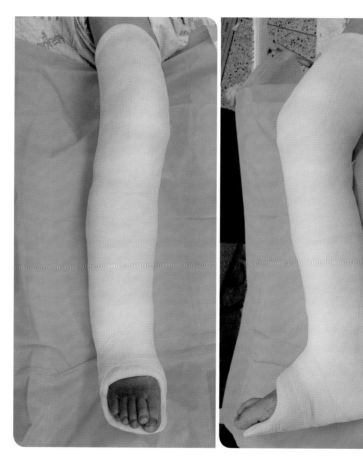

▶ Long leg cast

Fig 3-2-1 장하지 석고붕대

슬개건 부하 석고붕대

Patellar tendon
bearing(PTB) cast

경골 골절에서 장하지 석고붕대로 일정기간 고정한 후 골절부위에 가골이 형성된 경우, 무릎관절 가동 범위를 허용하고 싶을 때 사용할 수 있다.

1) 방법

① 스타키넷을 발부터 대퇴원위부까지 씌운 후 발목각도는 90도, 무릎의 각도는 40~45도 굴곡된 위치로 환부에 맞는 솜붕대를 감는다.

② 수상 부위가 경골 간부를 기준으로 원위부에 위치하면, 발부터 솜붕대를 감아 근위부로 올라가고 수상 부위가 경골 간부를 기준으로 근위부에 위치하면, 대퇴 원위부에서 솜붕대를 감아서 내려오는 방식으로 진행하는데 이는 수상 부위를 더 안전하게 고정하기 위함이다.

③ 정교한 주형을 위해 근위부에서 경골의 중간까지만 솜붕대를 감고 이후 석고붕대를 감는다. 무릎에서 대퇴 원위부는 특히 고른 압력을 받도록 감아야 하며 주형이 정확하게 된 이후 나머지 부위를 감는다.

④ 석고붕대가 굳기 전에 하퇴부는 경골 조면을 기준으로 삼각형 모양을 만들고(Fig 3-2-4), 전면부는 양쪽 엄지손가락이나 엄지와 검지를 이용하여 슬개건 위치가 잘 맞도록 하고(Fig 3-2-5, 6) 후면부는 슬와 부위(popliteal region)를 중지 혹은 약지를 이용해 주형한다(Fig 3-2-6, 7).

⑤ 대퇴골의 내측 및 외측과가 밀착되도록 엄지를 이용해 주형하고(Fig 3-2-8), 경골의 내측 및 외측과 부분 그리고 족궁(arch)을 주형한다.(Fig 3-2-9, 10, 11) 많은 부위를 주형하는 이유는 석고붕대가 흘러내리지 않도록 하고 수상 부위의 안전성을 최대한 확보하기 위함이다. 석고붕대를 감는 방향에 따라 주형 방향도 달라진다. 예를 들어, 경골 원위 골절과 같이 원위부에서 근위부로 석고붕대를 감았을 경우는 주형도 그 방향으로 한다.

⑥ 전면에 대퇴골의 내, 외측과와 슬개골의 절반 그리고 후면에 슬와 부위가 석고붕대를 위치하도록 밑그림을 그리고(Fig 3-2-12, 13) 석고붕대 칼을 이용해 오려내고 스타키넷을 덮어 끝부분이 날카롭지 않도록 마감 처리를 한다(Fig 3-2-14, 15). 경골의 수상 부위가 무릎관절에 인접할수록 슬개골 절반보다 높게 잡고 반대로 수상 부위가 발목관절에 인접할수록 슬개골 절반보다 낮게 잡는 방법을 통해 무릎관절의 가동범위를 줄이거나 넓힐 수도 있다.

⑦ 발가락 배면부가 노출 되도록 다듬고 무릎관절의 운동 범위가 신전은 10도 제한되고 굴곡은 90도까지 됨을 확인한다(Fig 3-2-16, 17).

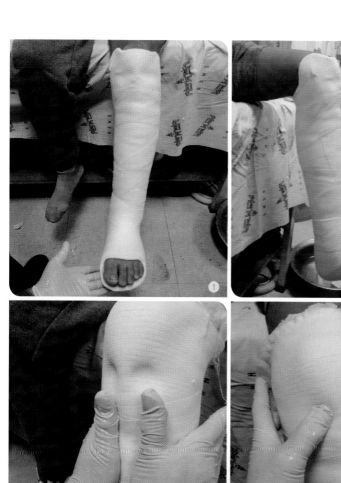

▶ PTB cast

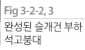

Fig 3-2-2, 3
완성된 슬개건 부하
석고붕대

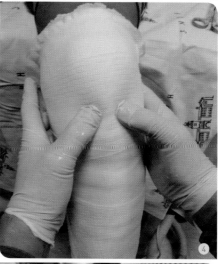

Fig 3-2-4
경골조면 주형

Fig 3-2-5
슬개건 위치 주형

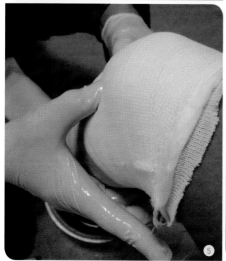

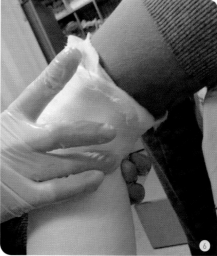

Fig 3-2-6
슬개건, 슬와위치 주형

Fig 3-2-7
슬와위치 주형

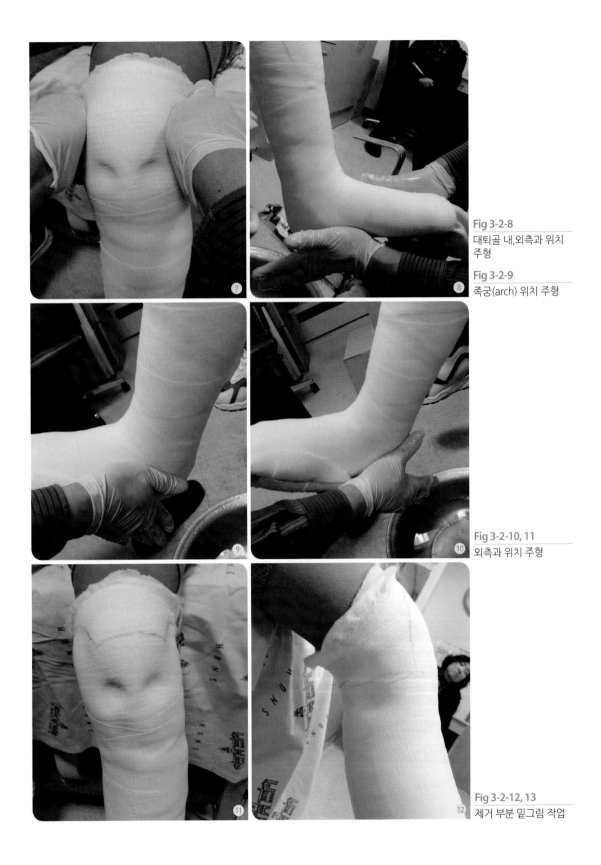

Fig 3-2-8
대퇴골 내,외측과 위치
주형

Fig 3-2-9
족궁(arch) 위치 주형

Fig 3-2-10, 11
외측과 위치 주형

Fig 3-2-12, 13
제거 부분 밑그림 작업

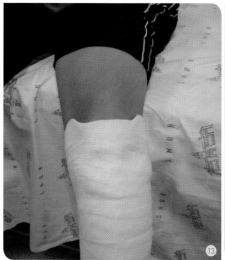

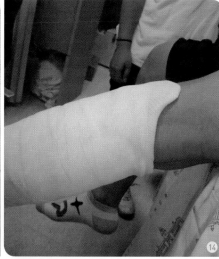

Fig 3-2-14
완성된 슬개건 부하 석
고붕대 근위부 전면

Fig 3-2-15
완성된 슬개건 부하 석
고붕대 근위부 후면

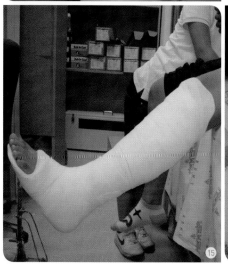

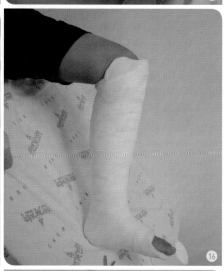

Fig 3-2-16
무릎관절 신전 10도 제
한

Fig 3-2-17
무릎관절 굴곡 90도 제
한

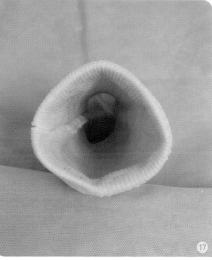

Fig 3-2-18
슬개건 부하 석고붕대
횡단면(transverse
plane)
- 전면부를 삼각형으로
주형

03 단하지 석고붕대   Short leg cast

1) 방법

① 스타키넷을 발부터 무릎까지 씌운 후 환부에 맞는 솜붕대를 감는다. 발뒤꿈치에 욕창이 생기지 않도록 충분히 패딩(padding)을 하고 비골골두 밑으로 지나가는 비골신경(peroneal nerve)이 눌리지 않도록 비골골두에서 1인치 하방까지 감고 이 부위가 과도하게 눌리지 않도록 주의한다.

② 환부에 맞는 석고붕대를 발 끝 부위부터 시작해서 족관절을 지나 경골 근위부로 감는다.

③ 족관절의 위치는 보통 중립위(90도 굴곡)이지만 환자의 경우에 따라 족관절의 위치는 달라질 수 있다.

④ 중족골 이하의 골절을 제외하고는 대부분 발가락 배면부를 노출시킨다.

⑤ 발바닥의 내측 궁(medial longitudinal arch), 내외측과 부위 그리고 발 뒤꿈치를 고르게 주형한다.

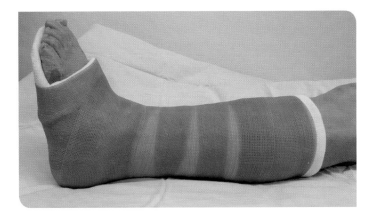

▶ Short leg cast

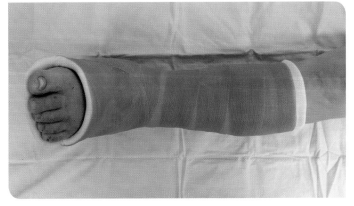

Fig 3-2-19
단하지 석고붕대

04 델벳(Delbet) 석고붕대   Delbet cast

1) 방법

① 스타키넷을 발목부터 무릎까지 씌운 후 환부에 맞춘 솜붕대를 발목부터 시작해 무릎 하단까지 감는다. 비골 골두 밑으로 지나가는 비골신경(peroneal nerve)이 눌리지 않도록 감고 환부에 맞는 석고붕대를 솜붕대와 같은 방법으로 감는다.

② 경골 조면(tibial tuberosity)과 족관절의 내과(medial malleolus) 외과(lateral malleolus) 부위가 고르게 압력을 받도록 주형하고 슬와 부위(popliteal region)를 가볍게 눌러 석고붕대가 흘러내리지 않도록 주형한다(슬개건 부하 석고붕대 방법과 동일).

③ 석고붕대의 근위부는 무릎관절 직전이며 원위부는 족관절의 내과 및 외과를 감싸 내번(inversion)과 외번(eversion)을 방지하고 족배굴곡(dorsiflexion)과 족저굴곡(plantarflextion)만 가능하도록 한다.

④ 스타키넷을 이용하여 마무리한다.

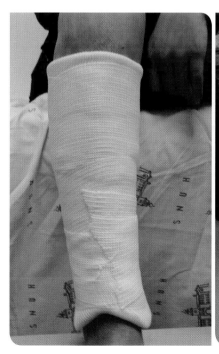
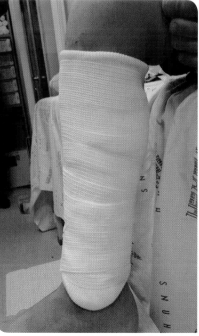

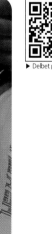

▶ Delbet plastic cast

Fig 3-2-20, 21 델벳(Delbet) 석고붕대

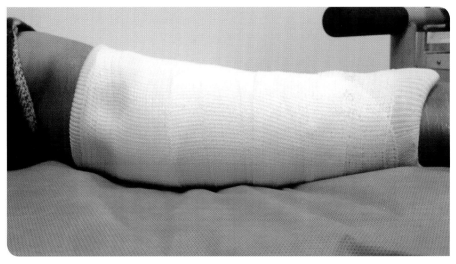

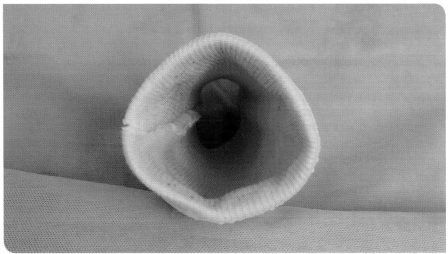

Fig 3-2-22, 23 델벳(Delbet) 석고붕대 횡단면(transverse plane) - 전면부를 삼각형으로 주형

05 원통형 석고붕대

Cylinder cast

1) 방법

① 보통 슬관절 5~10도 굴곡 위치에서 시행하지만, 경우에 따라 슬관절의 각도는 달라질 수 있다.

② 서있는 자세에서 시행하면 쉽다.

③ 스타키넷을 발목부터 대퇴근위부까지 씌운 후 환부에 맞는 솜붕대를 무릎관절 주위로 2~3겹 먼저 감는다. 비골 골두 밑으로 지나가는 비골신경(peroneal nerve)이 과도하게 눌리지 않도록 주의한다. 무릎관절 주위로 솜붕대를 감는 이유는 석고붕대가 흘러내리는 것을 최소화하기 위함이다.

④ 하지의 내측면과 외측면에 종방향으로 솜을 한 겹 내지 두 겹 붙이고 이후 솜붕대를 감는다. 종방향으로 솜을 붙이는 이유는 석고붕대 제거 시 석고붕대커터로부터 피부 손상을 방지하기 위함이다.

⑤ 석고붕대를 이용해 원위부의 발목관절부터 근위부의 대퇴 내전근 위치까지 감싸고 스타키넷을 이용해 마무리 하는데 근위부와 원위부는 다른 석고붕대 술기 때보다 조금 더 압력을 가하여 감아서 석고붕대가 흘러내리는 것을 방지한다.

⑥ 원통형 석고붕대는 잘 흘러내리므로 대퇴 내전근(adductor muscles)과 슬개건 위치는 양쪽 엄지손가락으로 슬와부위(popliteal region)는 양쪽 중지 혹은 약지를 이용해 주형하고 슬개골 위치가 고르게 밀착되도록 엄지손가락의 무지구를 이용해 주형한다.

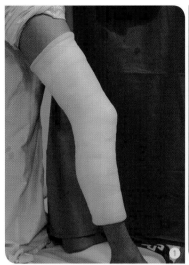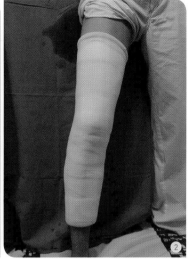

▶ Cylinder plastic cast

Fig 3-2-24, 25, 26
완성된 원통형 석고붕대

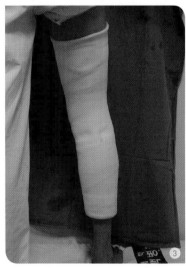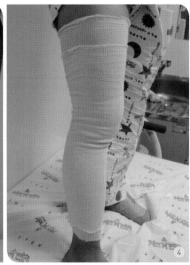

Fig 3-2-27
원통형 석고붕대 적용 전
스타키넷 착용

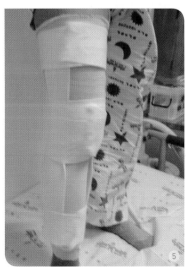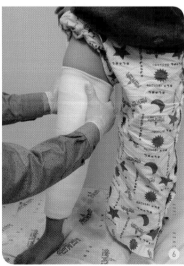

Fig 3-2-28
원통형 석고붕대용 솜붕대
적용

Fig 3-2-29
대퇴 내전근 주형

06 슬립퍼 석고붕대(1형) Slipper cast (type 1)

1) 방법

① 스타키넷을 발가락부터 발목까지 씌우고 발가락 끝부터 발목관절 원위부까지 적절한 크기의 솜붕대와 석고붕대 순서로 감는다.

② 발목 관절의 내과 및 외과 원위부와 종골, 발바닥(족궁)이 석고붕대와 고르게 압력을 받도록 주형한다.

③ 발목관절의 움직임은 가능하도록 석고붕대칼을 이용해 제거한다.

④ 끝 부위가 날카롭지 않도록 스타키넷을 이용해 마감처리를 하고 석고붕대를 한 겹 감아 마무리한다.

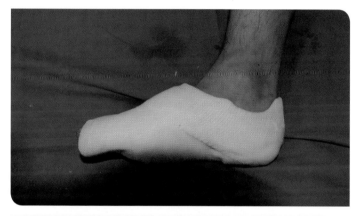

▶ Slipper plastic cast (type 1)

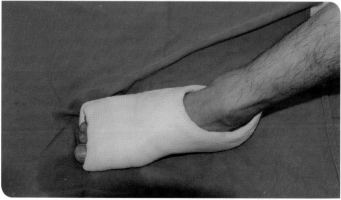

Fig 3-2-30
슬립퍼 석고붕대(1형)

07 슬립퍼 석고붕대(2형)

Slipper cast (type 2)

1) 방법

① 스타키넷을 발가락부터 발등 위치까지 씌우고 발가락 끝부터 Chopart 관절까지 적절한 크기의 솜붕대와 석고붕대 순서로 감는다.

② 중족골 및 지골의 움직임이 없도록 주형을 세밀하게 한다.

③ 스타키넷을 이용해 마감처리를 한다.

④ 종골 근위부에 2~3인치 너비의 스타키넷을 U자 형태로 종골을 감싼 후 석고붕대를 이용해 원위부의 석고붕대와 연결한다.

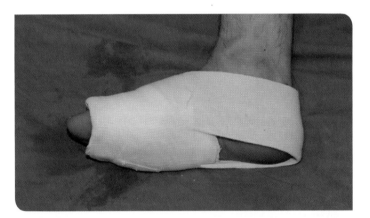

▶ Slipper plastic cast (type 2)

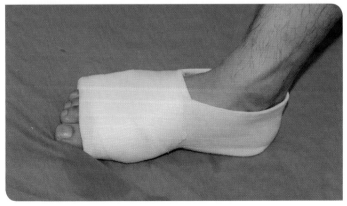

Fig 3-2-31
슬립퍼 석고붕대(2형)

08 퀸겔(Quengel) 석고붕대   Quengel cast

슬관절 구축에 점진적인 신전이 필요할 경우에 사용한다.

1) 방법

① 발가락부터 대퇴근위부까지 적절한 크기의 스타키넷을 씌우고 하퇴중간부에서 대퇴중간부까지 덮을 수 있는 스타키넷을 한겹 더 덧씌운다.

② 원위부는 단하지 석고붕대를 감는 방법으로 진행을 하나 특수 경첩을 고려하여 욕창(sore)를 예방하기 위해 발뒤꿈치와 하퇴 근위부 후방에 폼을 대고 솜붕대를 감고 석고붕대를 감는다 (Fig 3-2-32. 빨간색 동그라미 위치).

③ 슬개골 근위부는 장하지 석고붕대를 감는 방법으로 진행한다. 대퇴 원위부 전방과 대퇴 근위부 후방에 마찬가지로 폼을 대고 솜붕대을 감고 석고붕대를 감는다(Fig 3-2-32. 파란색 동그라미 위치). 원통형 석고붕대와 같이 내전근과 슬괵근 부위를 주형한다.

④ 발가락과 슬관절이 노출되도록 석고붕대를 다듬고 한 겹 더 덧씌운 스타키넷을 이용하여 슬개골 부위를 마무리 한다.

⑤ 특수 경첩을 슬관절 내측과 외측에 부착시키는데 Fig 3-2-33와 같이 경첩(hinge)이 뜨시 않고 석고붕대와 수평이 되도록 하며 경첩의 위치는 조임쇠를 수직으로 폈을 때 슬관절연이 된다. 경우에 따라 경첩 틀을 수정할 수도 있다.

⑥ 석고붕대가 완전히 굳으면 두 개의 특수 경첩을 이용하여 점진적으로 슬관절을 신전시킨다.

⑦ 특수 경첩에 의해 Fig 3-2-32의 네 곳의 동그라미는 힘을 받게 되는데 무릎관절 원위부의 석고붕대는 올라가는 힘을 근위부의 석고붕대는 사선으로 눌리는 힘을 받기 때문에 점진적으로 각도를 주어 신전시켜야 한다.

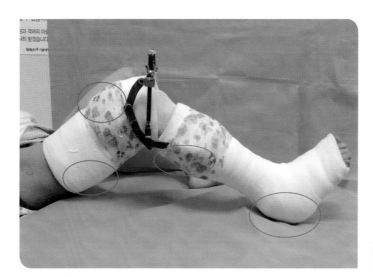

▶ Quengel plastic cast

Fig 3-2-32
석고붕대 폼 패드 위치

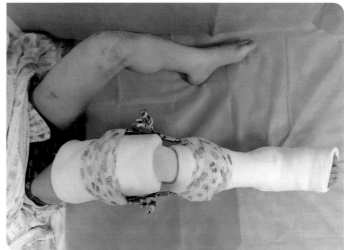

Fig 3-2-33
석고붕대의 특수 경첩의 부착

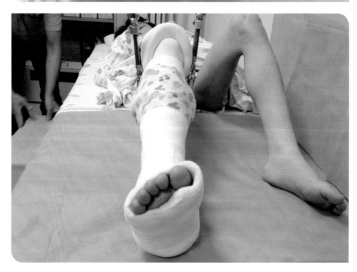

Fig 3-2-34
퀸겔(Quengel) 석고붕대

09 무릎관절 경첩이 있는 장하지 석고붕대

Long leg cast brace

1) 방법

① 발가락부터 대퇴 근위부까지 적절한 크기의 스타키넷을 씌우고 하퇴 중간부에서 대퇴 중간부까지 덮을 수 있는 스타키넷을 한겹 더 덧씌운다.

② 원위부는 단하지 석고붕대를 시행한다.

③ 슬개골을 포함한 대퇴 근위부에서 좌골조면(ischial tuberosity)까지 적절한 솜붕대와 석고붕대를 순서대로 감는다.

④ 좌골조면 부위 및 슬개골 부위는 고르게 압력을 받도록 주형한다. 이는 무릎관절의 굴곡과 신전을 제외한 움직임을 제한하고 석고붕대가 좌골조면 위치에 고르게 밀착되어 체중을 지지하는 효과를 얻기 위함이다.

⑤ 전방은 슬개골만 노출하며 후방은 무릎관절을 굽혔을 때 석고붕대에 눌리지 않도록 타원형으로 석고붕대칼을 이용해 다듬는다.

⑥ 대퇴근위부도 좌골조면 부위를 포함하되 보행과 대소변 관리가 용이하도록 다듬는다.

⑦ 스타키넷을 이용해 마무리한다.

⑧ 경첩을 석고붕대의 내측 및 외측에 수평하게 위치시키고 경첩의 관절은 무릎관절과 일치하게 맞추는데 필요하다면 경첩을 휘어 수정할 수도 있다.

⑨ 2인치 석고붕대를 이용해 경첩과 석고붕대가 연결되도록 감되 경첩이 과도하게 석고붕대를 누르지 않도록 주의해서 감는다.

▶ Long leg cast brace

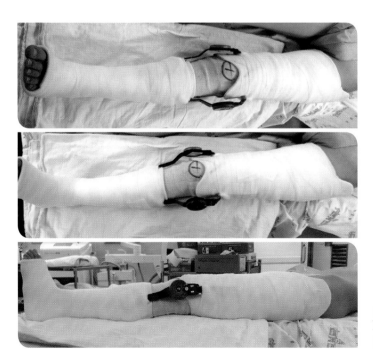

Fig 3-2-35
무릎관절 경첩이 있는
장하지 석고붕대

10 발목관절 경첩이 있는 단하지 석고붕대

Ankle hinge cast

1) 방법

① 단하지 석고붕대를 감는다.

② 경첩이 위치할 내외측과 부위에 제품화 된 경첩을 활용하거나 혹은 splint 형태로 덧대어 보강한다 (Fig 3–2–36).

③ 발목관절의 움직임이 허용되도록 경첩을 기준으로 전면부 일부를 그림과 같이 제거한다(Fig 3–2–37).

④ 같은 목적으로 경첩 후면부를 절할한다.

⑤ 발목관절의 움직임을 확인한 후 마무리한다(Fig 3–2–38).

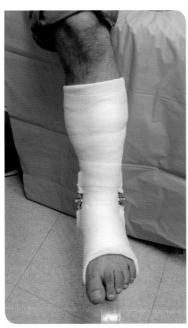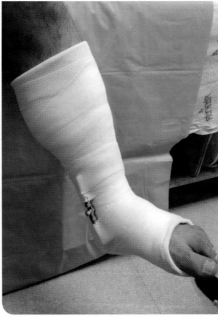

Fig 3-2-36
단하지 석고붕대에
경첩을 부착

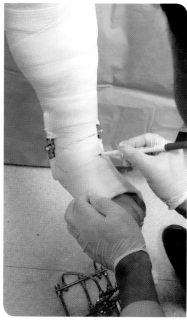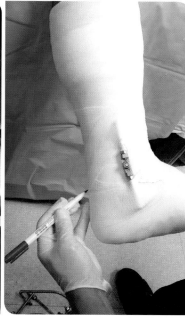

Fig 3-2-37
관절 가동 범위를 위한
절할 부위

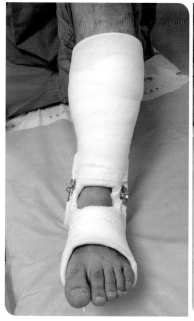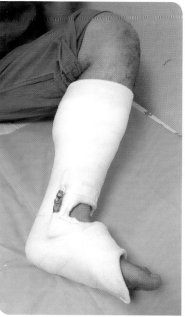

▶ Ankle hinge cast

Fig 3-2-38
발목관절 경첩이 있는
단하지 석고붕대

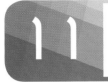

11 페트리(Petrie) 석고붕대

1) 방법

① 양쪽 하지에 무릎 관절을 20~30도 굴곡시킨 상태에서 장하지 석고붕대를 먼저 시행한다.

② 환자가 기립했을 때 자세를 유지할 수 있도록 발판이 없이 발가락을 노출시킨다.

③ 양측 고관절의 40~45도 외전과 환자가 불편하지 않는 범위의 내회전을 시키고 두 장하지 석고붕대를 연결할 수 있는 나무막대를 적절한 길이로 재단한다.

④ 나무 막대는 주로 하퇴 원위부 말단의 전방과 대퇴 원위부 말단의 후방에 각각 연결하여 고정하나 환자의 체격에 따라 하나의 나무막대를 이용하기도 한다. 양 하지의 석고붕대가 굳기 전에 나무막대를 연결하면 나무막대가 석고붕대를 과도하게 압박할 수 있고 너무 헐겁게 연결하면 나무막대가 빠질 수 있다.

⑤ 보행을 위해 고무형태의 완충부(walking tire)를 부착하는데 발뒤꿈치 내측면에 석고붕대를 이용해 고정한다(Fig 3-2-40).

⑥ Fig 3-2-41와 같이 석고붕대의 앞, 뒤로 목발을 위치시켜 기립하고 목발을 이용하여 지그재그 형태의 보행이 가능하다.

▶ Petrie cast

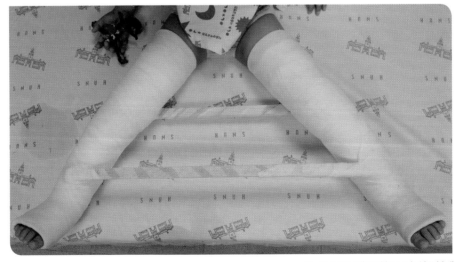

Fig 3-2-39 페트리(Petrie) 석고붕대

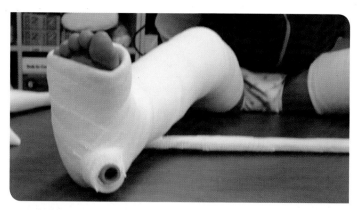

Fig 3-2-40
석고붕대와 완충부
(walking tire)

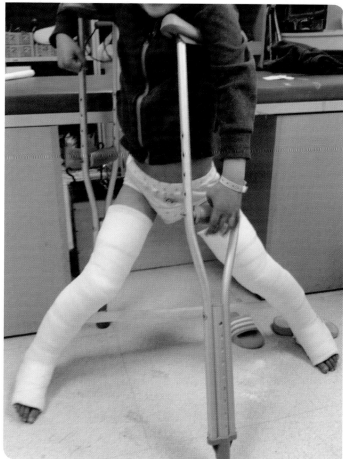

Fig 3-2-41
페트리(Petrie) 석고붕대
적용 시 기립방법

12 양측 단하지 석고붕대와 외전 지지용 고정대

Bilateral short leg cast with abduction bar

1) 방법

① 양쪽 하지에 단하지 석고붕대를 먼저 시행한다.

② 양측 고관절의 40~45도 외전과 환자가 불편하지 않는 범위의 내회전을 시키고 두 단하지 석고붕대를 연결할 수 있는 나무막대를 적절한 길이로 재단한다.

③ 나무 막대는 주로 하퇴부 중간부위의 전방에 연결하여 고정하며 석고붕대가 굳기 전에 나무막대를 연결하면 나무막대가 석고붕대를 과도하게 압박할 수 있고 너무 헐겁게 연결하면 나무막대가 빠질 수 있으므로 주의해서 감는다.

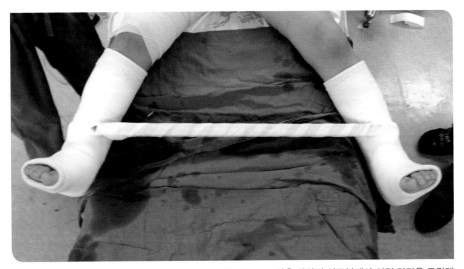

Fig 3-2-42 양측 단하지 석고붕대와 외전 지지용 고정대

13 고수상 석고붕대   Hip spica cast

1) 방법

① 체간과 양하지에 스타키넷을 씌운다.

② 환자를 캐스트 테이블 위에 올린 후(Fig 3-2-43) 적절한 솜붕대를 이용해 체간부터 감아서 하지쪽으로 내려간다. 솜붕대를 감을 때 특히 빈공간이 생기지 않도록 양쪽 고관절에서 8자 형태로 교차시켜 주의해 감는다.

③ 체간 부위는 섭식과 호흡이 가능하도록 방포 등을 접어 공간을 확보한 후 솜을 한 두겹 더 감는다.

④ 솜붕대 감는 방법으로 석고붕대를 감되 체간부위는 눌리지 않도록 특히 주의하며 석고붕대는 전방보다는 후방을 중점적으로 보강해가며 감는다. 특히 좌골조면 부위를 세밀하게 주형한다.

⑤ 보통 환측 하지는 장하지 석고붕대로 건측 하지는 AK(above knee) type(Fig 3-2-44)으로 감는다(One and half type hip spica cast).

⑥ 서혜부는 대소변관리를 위해 전면부는 타원형 후면부는 삼각형 모양이 되도록 다듬는데 끝부분 단면의 안쪽면이 더 짧고 날카롭지 않도록 다듬는다. 체간과 하지에 있는 스타키넷을 이용해 마무리 한다.

⑦ 수상부위에 따라 Fig 3-2-45와 같이 반대편 다리에 석고붕대를 발목관절 바로 위(ankle free type)까지 시행할 수도 있으며, 나무막대를 이용해 좌우 다리를 견고하게 연결한다.

⑧ 수상부위에 따라 Fig 3-2-46과 같이 양쪽 무릎관절의 움직임이 모두 가능한 형태의 석고붕대나 Fig 3-2-47과 같이 한쪽 고관절에만 석고붕대를 적용할 수도 있다.

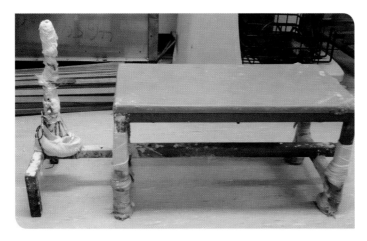

Fig 3-2-43
소형 고수상 석고붕대 테이블

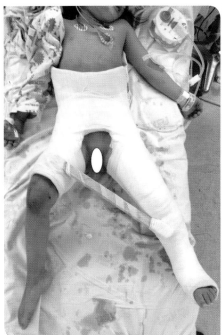

Fig 3-2-44 고수상 석고붕대(one and half type hip spica cast and bar)

Fig 3-2-45 고수상 석고붕대(bilateral below knee type hip spica cast and bar)

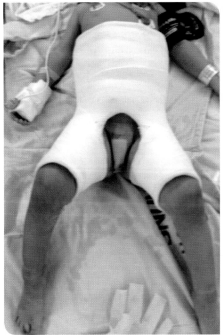

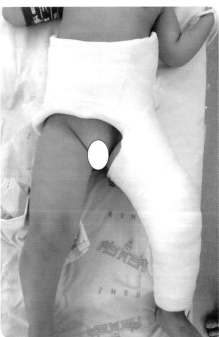

Fig 3-2-46 고수상 석고붕대(bilateral above knee type hip spica cast)

Fig 3-2-47 고수상 석고붕대(single type hip spica cast)

14 발달성 고관절 이형성증에 이용하는 고수상 석고붕대

Hip spica cast for DDH

발달성 고관절 이형성증에서는 골절에서의 고수상 석고붕대와 달리, 고관절의 정복이 유지되는 자세로 석고붕대를 하게 된다(human position).

1) 방법

① 체간과 양하지에 적절한 스타키넷을 씌운다.

② 소형 고수상 석고붕대 테이블 위에 환아를 위치한 후 적절한 크기의 솜붕대를 이용해 체간부터 감아서 하지쪽으로 내려간다. 솜붕대를 감을 때 특히 빈공간이 생기지 않도록 양쪽 고관절에 8자 형태로 교차시켜 주의해 감는다.

③ 체간 부위는 섭식과 호흡이 가능하도록 방포 등을 접어 공간을 확보한 후 솜을 한 두겹 더 감는다.

④ 솜붕대 감는 방법으로 석고붕대를 감되 체간 부위는 눌리지 않도록 특히 주의하며 석고붕대는 전방 보다는 후방을 중점적으로 보강해가며 감는다.

⑤ 먼저 양쪽 하지의 무릎 위까지 감고 대퇴골 대전자부와 경부에 손바닥날을 대어 세밀하게 주형한다. 근위부 석고붕대가 굳은 이후에 이어서 솜붕대와 석고붕대를 발목관절 바로 위까지 감는다.

⑥ 서혜부는 대소변관리를 위해 전면부는 타원형 후면부는 삼각형 모양이 되도록 다듬는데 끝부분의 단면은 안쪽면이 더 짧은 형태가 되도록 날카롭지 않게 다듬는다. 체간과 하지에 있는 스타키넷을 이용해 마무리 한다.

⑦ 마지막으로 석고붕대가 빠지지 않도록 2인치 스타키넷을 이용해 양쪽 어깨에 harness를 만들어 준다.

▶ Frog leg cast

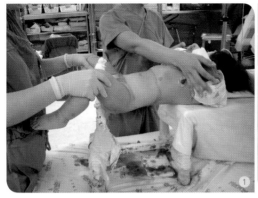

Fig 3-2-48 석고붕대 적용 전 환자 체위 설정

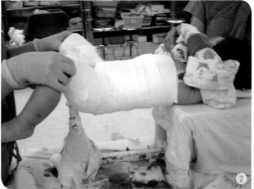

Fig 3-2-49 솜붕대 감기

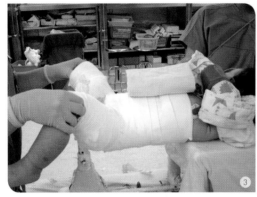

Fig 3-2-50 체간 공간 확보 방법

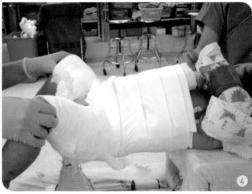

Fig 3-2-51 체간 공간 확보 후 솜붕대 감기

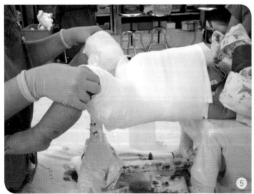

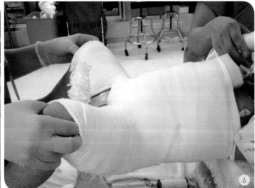

Fig 3-2-52, 53 석고붕대 감기

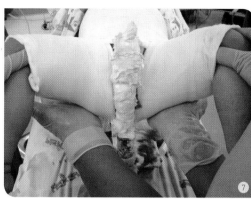

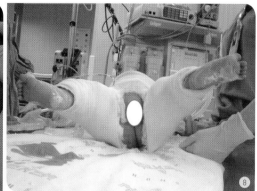

Fig 3-2-54 좌골조면 주형

Fig 3-2-55 석고붕대 칼 등을 이용한 다듬기 작업

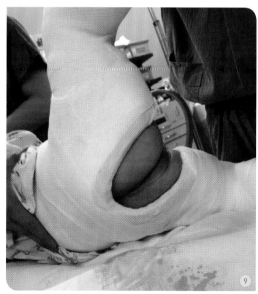

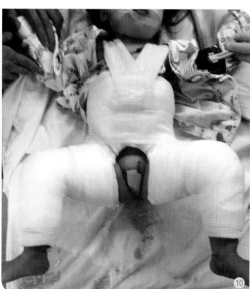

Fig 3-2-56 완성된 고수상 석고붕대

Fig 3-2-57 완성된 고수상 석고붕대(스타키넷을 이용한 멜빵을 만든 상태)

15 스타키넷(Stockinet)을
이용하여 만드는 파브릭 보장구

Pavlik harness

1) 방법

① 스타키넷을 체간 앞, 뒤를 감을 수 있을 만큼의 너비와 크기로 재단한다.

② 체간 후방에 스타키넷을 위치시키고 윗면은 멜빵의 형태처럼 머리가 들어가며 목의 움직임이
자유롭게 움직일 수 있도록 타원형으로 재단하고 아랫면은 섭식과 호흡이 그리고 대소변 관리가
원활할만큼 크게 타원형으로 재단한다.

③ 윗면은 양쪽 견관절 상부에서 옷핀으로 고정하고 아랫면은 고관절의 굴곡 및 외전 각도가 각각
90도가 되도록 대퇴근위부를 스타키넷로 감싸 체간 전면부에 옷핀으로 고정한다.

④ 주로 영유아를 대상으로 하므로 옷핀 사용에 주의하고 반창고을 이용해 마감 처리를 한다.

▶ Pavlik
harness

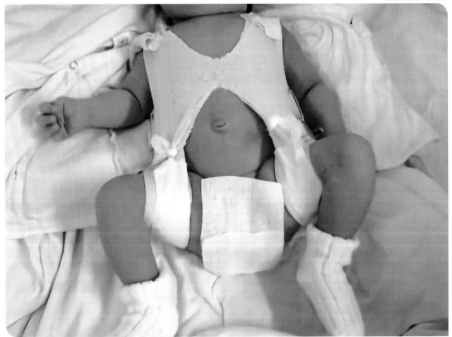

Fig 3-2-58 스타키넷(Stockinet)을 이용하여 만드는 파브릭 보장구(Pavlik harness)

폰세티 방법을 이용한 만곡족 석고붕대

Serial cast for congenital clubfoot

1) 방법

① 석고붕대를 시행하기 전에 10분 정도 도수적 교정(manual manipulation)을 시행하여 연부조직 구축을 풀어주며, 어느 정도 교정된 위치에서 석고붕대를 시행한다(Fig 3-2-60, 61).

② 초기 도수적 교정 방법
- 첫번째 조작은 전족부를 회외(supination)시키며, 제1중족골을 족배굴곡시킨다. 이는 거골하 관절을 풀어주며 (unlock), 족저근막을 스트레칭시킨다.
- 그런 다음 반대쪽 손의 엄지손가락으로 거골두의 외측에서 내측으로 미는 힘(counter pressure)을 가하면서 제1중족골두를 외측으로 밀어올린다.
- 가하는 힘은 자는 아기가 깨지 않을 정도의 힘을 가하며, 초기 교정 중에는 족관절의 족배굴곡을 시키지 않는다.

③ 초기 교정 과정에서 요족 변형, 전족부 내전 및 후족부 내반을 동시에 교정하며, 초기 조작 후 얻은 정도만큼의 교정 위치에서 단하지 석고붕대를 먼저 적용하되 거골두와 제1중족골두를 적절한 힘으로 눌러준다.

④ 솜붕대를 이용해 초기에는 전족부를 회외시킬 수 있는 방향으로 발가락부터 감아서 근위부로 올라가는데 좌측일 때는 반시계 방향, 우측일 때는 시계 방향으로 감으면 된다.

⑤ 일반적인 석고붕대와 다르게 밀착감이 매우 중요하며, 솜의 두께도 발뒤꿈치와 석고붕대의 시작과 끝 부분을 제외하고 두겹을 넘지 않도록 한다.

⑥ 단하지 석고붕대 이후에 장하지 석고붕대로 이어서 감는다. 장하지 석고붕대는 슬관절을 90도 굴곡 상태에서 족부-대퇴각이 60~70도 외회전 상태가 되도록 주형한다.

⑦ 일주일 간격으로 석고를 풀고 다시 도수 조작을 하여 변형을 교정하며, 더 교정된 위치에서 다시 석고붕대를 시행한다. 교정이 진행함에 따라 전족부의 회외 정도는 줄어들게 된다.

⑧ 대부분 4~5회 정도의 연속 석고붕대 고정(serial cast)으로 전족부와 후족부의 변형이 교정되지만 부족할 시에는 몇 차례 더 할 수 있다.

⑨ 전족부와 후족부 변형이 완전히 교정이 되었다면, 족관절을 족배 굴곡시켜 첨족 변형을 교정한다. 석고붕대 주형 시 입방골(cuboid)에 엄지손가락으로 누르면서 발목관절을 족배굴곡시키며 발뒤꿈치(heel)을 검지나 중지 손가락을 이용해 주형한다(Fig 3-2-69, 70, 71).

⑩ 도수조작과 석고붕대 고정만으로 첨족변형의 교정이 불충분할 경우에는 경피적 아켈레스건 절단술이 필요하다.

⑪ 모든 교정이 끝나면 교정된 상태를 유지하기 위해 데니스-브라운(Dennis-Browne) 보조기를 이용하는데, 보조기는 외회전 상태로 착용하며, 환 측은 70도 외회전 위치로, 정상 측은 40도 외회전 위치로 고정하면 된다.

⑫ 데니스-브라운 보조기는 처음 3개월 동안 23시간 착용하며, 최소 18개월까지는 야간에 착용시켜야 하며 3~4세까지 착용을 권장한다(Fig 3-2-73).

▶ Club foot cast

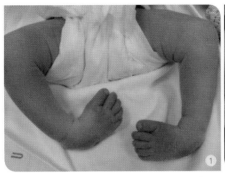

Fig 3-2-59 양측 만곡족

Fig 3-2-60 만곡족 도수적 교정 치료

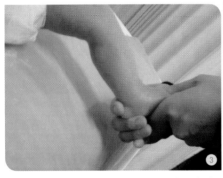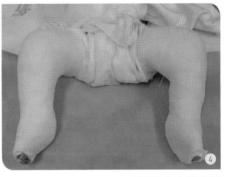

Fig 3-2-61 만곡족 도수적 교정 치료

Fig 3-2-62 만곡족 초기 석고붕대

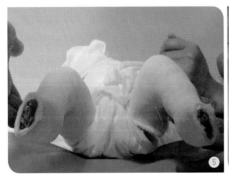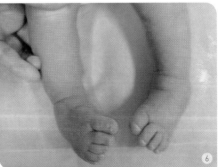

Fig 3-2-63 만곡족 초기 석고붕대

Fig 3-2-64 다소 교정된 만곡족

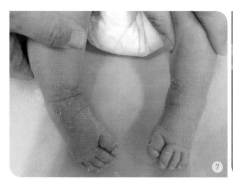
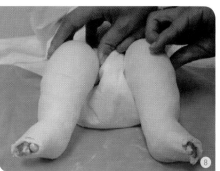

Fig 3-2-65 더욱 교정된 만곡족

Fig 3-2-66 만곡족 4번째 석고붕대

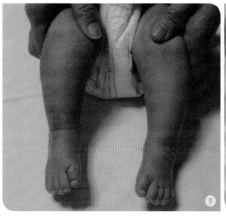
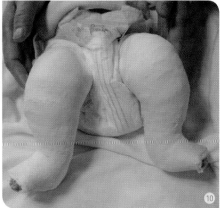

Fig 3-2-67 전족부와 후족부 변형이 교정된
만곡족

Fig 3-2-68 만곡족 6번째 석고붕대

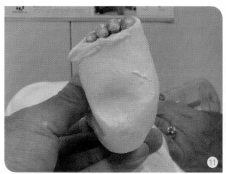
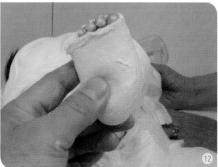

Fig 3-2-69 만곡족 석고붕대

Fig 3-2-70 만곡족 석고붕대 주형(입방골)

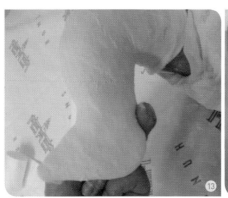

Fig 3-2-71 만곡족 석고붕대 주형(발뒤꿈치)

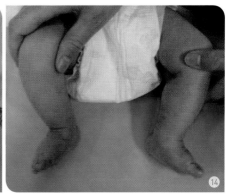

Fig 3-2-72 첨족변형이 교정된 만곡족

▶ Skew foot correction cast

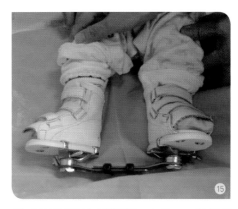

Fig 3-2-73 데니스-브라운(Dennis-Browne) 보조기

제한 (Inhibition) 석고붕대　　Inhibition cast

1) 방법

① 뇌성마비 등 비복근(gastrocnemius) 혹은 가자미근(soleus) 경직이 있는 경우 보톡스 치료와 같이 시행하는 경우가 많다.

② 무릎관절을 굽힌 상태에서 적절한 크기의 스타키넷으로 발가락부터 무릎관절 하방까지 씌우고 중족-족지관절(metatarsophalangeal joint)부터 솜붕대를 감아 올라가는데 발목관절의 각도는 중립위에서 5도~10도 족배굴곡(dorsiflextion) 시킨 상태로 발목을 거쳐 무릎관절 하방까지 감는다.

③ 2~3인치 석고붕대를 감고 스타키넷으로 끝 부위를 마무리한다.

④ 경우에 따라 발바닥의 아치나 발 뒤꿈치를 주형한다.

⑤ 중족-족지관절을 노출하는 이유는 발끝 떼기(toe off)가 가능하도록 하기 위함이다.

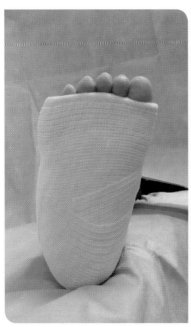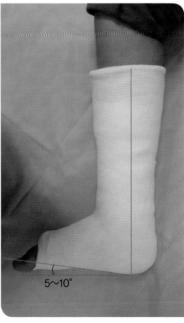

5~10°

Fig 3-2-74
제한(Inhibition)
석고붕대

4

체간
석고붕대법

체간에 적용하는 석고 고정은 수술 기법 및 보조기 소재의 발달 등으로 이전에 비해 사용 빈도가 줄어 들고 있다. 체간에 석고 고정을 할 때에는 너무 타이트하게 감지 말고 섭식과 호흡을 위한 공간을 적절하게 만들어주는 것이 중요하다. Risser 테이블 등을 이용하여 견인을 한 상태에서 시행하여야 하는 경우가 많다. 체간에는 장골능, 늑골 및 미골(coccyx) 등의 돌출 부위가 있으므로 이 부위에는 패딩을 충분히 하여 욕창이 생기지 않도록 주의해야 한다.

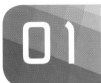

01 Minerva 석고붕대   Minerva cast

1) 방법

① Risser 테이블에 환자를 올리기 전에 체간에서부터 두경부까지 스타키넷으로 감싸는데 장골능부터 경부 위치까지 덮는 스타키넷 하나와 두경부를 지나 양쪽 어깨까지 덮는 스타키넷 총 두 가지로 만드는 것이 편리하다. 두 개의 스타키넷에 각각 팔이 들어 갈 수 있도록 일부를 잘라서 스타키넷으로 고르게 감싼다.

② 테이블에 환자를 옮기고 턱과 후두부를 감싸 경추 부위를 견인할 수 있게 하고, 장골능과 골반을 감싸 요추 부위를 견인할 수 있도록 한다. 무릎 원위부 밑에 베개 등을 받쳐서 고관절이 45도 정도 굴곡되도록 한다.

③ 솜붕대를 이용해 골반에서 시작하여 위로 진행하여 체간을 지나 어깨 관절의 절반 정도를 감고, 다시 경부에서 시작하여 안면만을 제외한 전두 부위까지 감는다.

④ 담요와 같은 형태의 패드를 이용해 환자의 전면부에는 장골능, 늑골, 경부 위치에 각각 덧대고 후면부는 골반 위치부터 머리끝 부분까지 모두 감싸지도록 패드를 덧댄다.

⑤ 석고붕대도 솜붕대를 감았던 것과 동일한 방법으로 감아서 올라가는데 과도하게 조이지 않도록 주의해야 한다.

⑥ 석고붕대가 굳기 전에 골반 위치를 끈 등을 이용해 주형한다.

⑦ 석고가 어느 정도 굳었다면 고관절이 90도까지 굴곡이 가능하도록 석고붕대의 전면부 하단을 타원형으로 다듬고, 섭식과 호흡이 가능하도록 복부 위치의 일부를 석고붕대 커터나 석고붕대 칼등을 이용해 타원형으로 제거하며 한쪽 손이 반대쪽 어깨에 닿을 수 있을 만큼 어깨 부위의 석고붕대를 다듬는다. 전두 부위에 감싼 머리띠 형태의 전면부의 석고붕대는 잘라낸다.

⑧ 일반 테이블로 환자를 옮겨 턱 부위는 과도하게 눌리지 않도록 다듬고, 귀가 모두 노출되도록 하며 석고붕대의 끝 부위를 다듬는다.

⑨ 제거 된 머리띠 형태의 석고를 감싸기 위해 먼저 2–3인치 솜붕대를 이용해 빈 공간을 채우고 눈썹 바로 위부터 2인치 석고붕대를 이용해 전두 부위를 감싸는데 과도하게 압박하지 않도록 주의한다.

⑩ 먼저 씌운 스타키넷을 덮고 석고붕대를 한 겹 정도 감싸 날카로운 부분이 없도록 마무리한다.

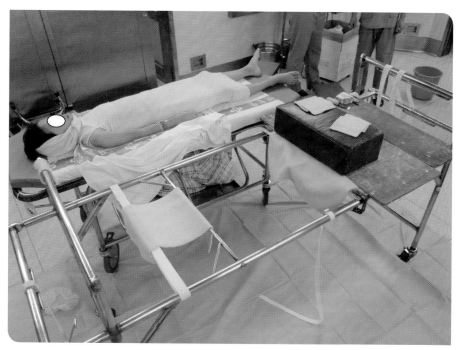

Fig 4-1-1 Risser 테이블

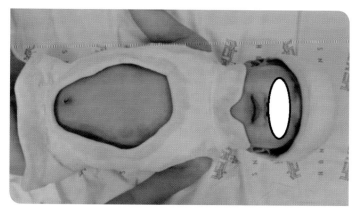

▶ minerva cast

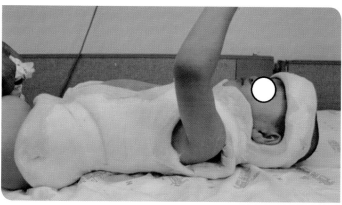

Fig 4-1-2
Minerva 석고붕대

02 Risser 석고붕대

Risser cast

1) 방법

① Risser 테이블에 환자를 올리기 전에 체간에서부터 두경부까지 스타키넷으로 감싸는데 장골능부터 경부 위치까지 덮는 스타키넷 하나와 두경부를 지나 양쪽 어깨까지 덮는 스타키넷 총 두 가지로 만드는 것이 편리하다. 두 개의 스타키넷에 각각 팔이 들어 갈 수 있도록 일부를 잘라서 스타키넷으로 고르게 감싼다.

② 테이블에 환자를 옮기고 턱과 후두부를 감싸 경추 부위를 견인할 수 있게 하고, 장골능과 골반을 감싸 요추 부위를 견인할 수 있도록 한다. 무릎 원위부 밑에 베개 등을 받쳐서 고관절이 45도 정도 굴곡되도록 한다.

③ 솜붕대를 이용해 골반위치부터 시작해 체간부위를 지나 어깨 관절의 절반정도를 감고 다시 경부 위치부터 안면부위만을 제외한 전두부위까지 감는다.

④ 담요와 같은 형태의 패드를 이용해 환자의 전면부에는 장골능, 늑골, 경부 위치에 각각 덧대고 후면부는 골반 위치부터 머리끝 부분까지 모두 감싸지도록 패드를 덧댄다.

⑤ 석고붕대도 솜붕대를 감았던 것과 동일한 방법으로 감아서 올라가는데 과도하게 조이지 않도록 주의해야 한다.

⑥ 석고붕대가 굳기 전에 골반 위치를 끈 등을 이용해 주형한다.

⑦ 석고가 어느 정도 굳었다면 고관절이 90도까지 굴곡이 가능하도록 석고붕대의 전면부 하단을 타원형으로 다듬고, 섭식과 호흡이 가능하도록 복부 위치의 일부를 석고붕대 커터나 석고붕대 칼등을 이용해 타원형으로 제거하며 한쪽 손이 반대쪽 어깨에 닿을 수 있을 만큼 어깨 부위의 석고붕대를 다듬는다. 전두 부위에 감싼 머리띠 형태의 전면부의 석고붕대는 잘라낸다.

⑧ 일반 테이블로 환자를 옮겨 턱 부위는 과도하게 눌리지 않도록 다듬고, 귀가 모두 노출되도록 하며 석고붕대의 끝 부위를 다듬는다.

⑨ 먼저 씌운 스타키넷을 덮고 석고붕대를 한 겹 정도 감싸 날카로운 부분이 없도록 마무리한다.

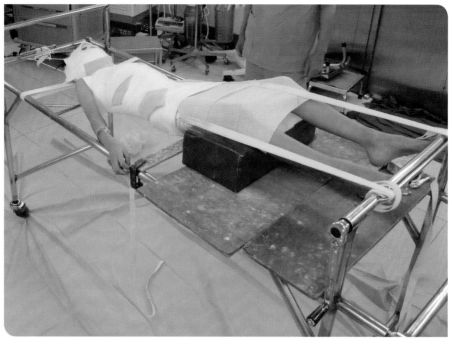

Fig 4-1-3 Risser cast 적용 단계 중 견인을 적용한 상태에서 패딩 위치

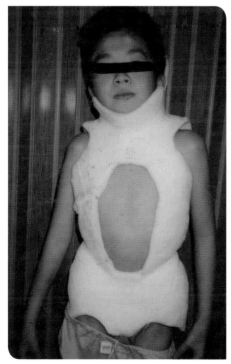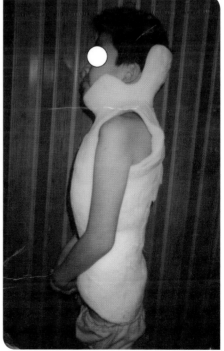

Fig 4-1-4 Risser 석고붕대

03 Body 석고붕대 (견관절 제한형)

Body cast (limited shoulder motion)

1) 방법

① Risser 테이블에 환자를 올리기 전에 체간에서부터 두경부까지 스타키넷으로 감싸는데 장골능부터 경부 위치까지 덮는 스타키넷 하나와 두경부를 지나 양쪽 어깨까지 덮는 스타키넷 총 두 가지로 만드는 것이 편리하다. 두 개의 스타키넷에 각각 팔이 들어 갈 수 있도록 일부를 잘라서 스타키넷으로 고르게 감싼다.

② 테이블에 환자를 옮기고 턱과 후두부를 감싸 경추 부위를 견인할 수 있게 하고, 장골능과 골반을 감싸 요추 부위를 견인할 수 있도록 한다. 무릎 원위부 밑에 베개 등을 받쳐서 고관절이 45도 정도 굴곡되도록 한다.

③ 솜붕대를 이용해 골반위치부터 시작해 체간 부위를 지나 경부 하단에서 어깨 관절을 포함한 위치까지 감는다.

④ 담요와 같은 형태의 패드를 이용해 환자의 전면부에는 장골능, 늑골 위치에 각각 덧대고 후면부는 골반 위치부터 경부 하단까지 모두 감싸지도록 패드를 덧댄다.

⑤ 석고붕대도 솜붕대를 감았던 것과 동일한 방법으로 감아서 올라가는데 과도하게 조이지 않도록 주의해야 한다.

⑥ 석고붕대가 굳기 전에 골반 위치를 끈 등을 이용해 주형한다.

⑦ 석고가 어느 정도 굳었다면 고관절이 90도까지 굴곡이 가능하도록 석고붕대의 전면부 하단을 타원형으로 다듬고, 섭식과 호흡이 가능하도록 복부 위치의 일부를 석고붕대 커터나 석고붕대 칼등을 이용해 타원형으로 제거하며 한쪽 손이 반대쪽 어깨에 닿을 수 있을 만큼 어깨부위의 석고붕대를 다듬는다.

⑧ 일반 테이블로 환자를 옮겨 경부의 움직임이 모두 가능하도록 석고붕대 일부를 잘라내고 끝부위를 날카롭지 않게 다듬는다.

⑨ 먼저 씌운 스타키넷을 덮고 석고붕대를 한 겹 정도 감싸 날카로운 부분이 없도록 마무리한다.

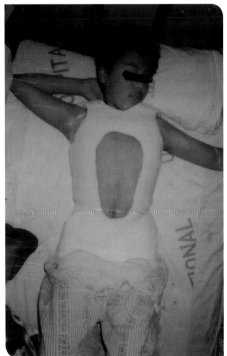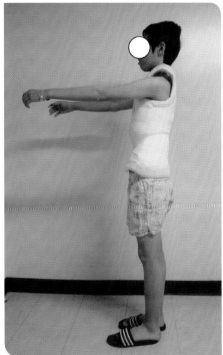

Fig 4-1-5 Body 석고붕대(견관절 제한형)

04 Body 석고붕대 (견관절 개방형)

Body cast
(free shoulder motion)

1) 방법

① Risser 테이블에 환자를 올리기 전에 장골능에서부터 경부 하단까지 스타키넷으로 감싼다.

② 테이블에 환자를 옮기고 턱과 후두부를 감싸 경추 부위를 견인할 수 있게 하고, 장골능과 골반을 감싸 요추 부위를 견인할 수 있도록 한다. 무릎 원위부 밑에 베개 등을 받쳐서 고관절이 45도 정도 굴곡되도록 한다.

③ 솜붕대를 이용해 골반 위치부터 시작해 체간 부위를 지나 어깨 관절을 포함하지 않는 흉골 근위 끝지점까지 감는다.

④ 담요와 같은 형태의 패드를 이용해 환자의 전면부에는 장골능, 늑골 위치에 각각 덧대고 후면부는 골반 위치부터 견갑골 근위부 위치까지 모두 감싸지도록 패드를 덧댄다.

⑤ 석고붕대도 솜붕대를 감았던 것과 동일한 방법으로 감아서 올라가는데 과도하게 조이지 않도록 주의해야 한다.

⑥ 석고붕대가 굳기 전에 골반 위치를 끈 등을 이용해 주형한다.

⑦ 석고가 어느 정도 굳었다면 고관절이 90도까지 굴곡이 가능하도록 석고붕대의 전면부 하단을 타원형으로 다듬고, 섭식과 호흡이 가능하도록 복부 위치의 일부를 석고붕대 커터나 석고붕대 칼등을 이용해 타원형으로 제거한다.

⑧ 일반 테이블로 환자를 옮겨 석고붕대의 끝부위가 날카롭지 않게 다듬는다.

⑨ 먼저 씌운 스타키넷을 덮고 석고붕대를 한겹 정도 감싸 날카로운 부분이 없도록 마무리한다.

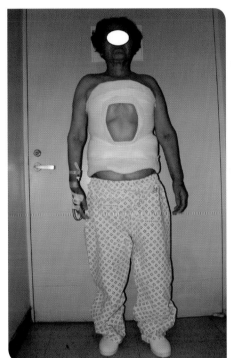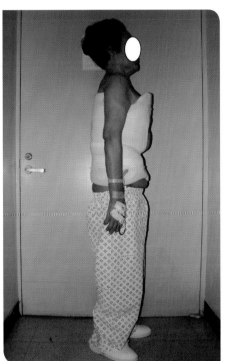

Fig 4-1-6 Body 석고붕대(견관절 개방형)

5

상지 견인술

상지 분리 피부견인술

Split skin traction on upper extremity

1) 방법

① 환자를 견인 침대 정중앙에 앙와위로 눕힌다.

② 상완과 전완의 환부 두께에 적절한 견인용 스트랩을 선택한다.

③ 상완 및 전완 골체의 중간 위치에 견인용 스트랩을 그림과 같이 'ㄷ'자 형태로 각각 분리해서 골 돌출부를 과도하게 누르지 않도록 탄력붕대를 주의해서 감는다.

④ 팔을 90도 구부린 상태에서 상완은 외측, 전완은 상측으로 견인력이 적용되도록 견인침대에 프레임을 설치하고 도르래를 부착한 후 추걸이 및 추를 연결한다.

⑤ 전주(antecubital) 부위가 조일 수 있으므로 가벼운 견인 강도로 적용하고 시간이 지남에 따라 견인용 스트랩과 탄력붕대가 원위부로 미끄러질 수 있으므로 주기적으로 점검하고 교정해준다.

⑥ 쇄골 골절에서만 양쪽 견갑골 사이에 패드를 받쳐 양 어깨가 후방으로 벌어지도록 한다. 근위상완골 골절시에는 패드를 사용하지 않는다.

⑦ 견인장치의 설치는 환자가 견인 침대의 정중앙에 위치한 상태에서 시행하고 견인력이 가해지는 기간 동안에는 몸을 움직이는 않은 상태에서 편평하게 누워있어야 한다.

⑧ 대항 견인력을 만들기 위해 견인측 침대 하단에 높임 블록을 받친다.

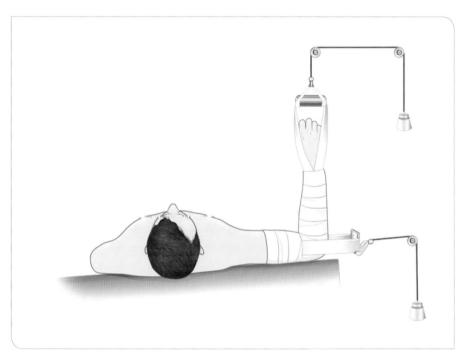

Fig 5-1-1 상지 분리 피부견인술

02 던롭(Dunlop) 견인

Dunlop traction

1) 방법

① 환자의 팔을 견인 침대 바깥쪽으로 뺀 상태에서 앙아위로 눕힌다.

② 전완에 견인 스트랩을 'ㄷ'자 형태로 감아 던롭(Dunlop) 견인형 손잡이를 연결하고 상완에는 스트랩을 골절된 골 근위분절 끝 지점에 감는다.

③ 주관절은 약 135도 신전하고 전완은 손가락 방향인 외측 및 상측으로, 상완의 스트랩은 하측으로 견인력이 적용되도록 침대에 그림과 같이 프레임을 설치하고 도르래를 부착한 후 추걸이를 연결한다.

④ 상지가 충분히 거상된 상태에서 견인장치에 매달려 있도록 조절해야 하며 상완골 근위부가 심하게 눌리지 않도록 전완을 충분히 회외시킨 후 추를 연결한다.

⑤ 주기적으로 요골동맥을 촉진하고 손바닥면의 순환을 자주 확인해 볼크만구축 등의 2차적 손상을 피해야 한다.

⑥ 조끼 형태의 체간 고정대를 사용할 수도 있다.

⑦ 대항견인력을 위해 견인측 침대 하단에 높임 블록을 받친다.

⑧ 방사선상 가골이 보이며 부종이 빠졌을 때 전완을 견인했던 도르래 위치를 조절해 주관절 굴곡을 증가시킨다. 주관절의 굴곡 각도가 90도에 도달했을 때 견인을 제거한다.

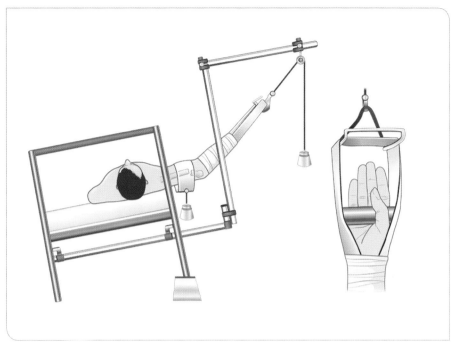

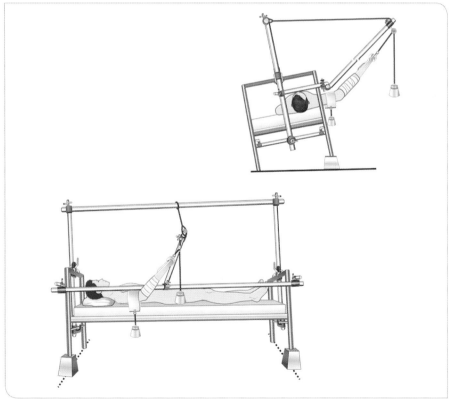

Fig 5-1-2 던롭(Dulop) 피부견인술

1) 방법

① 환자를 견인 침대 정중앙에 앙와위 자세로 눕힌다.

② 다른 손상을 동반한 특수한 상황에서 주로 시행하는 견인술이므로 정확한 골견인술 적용에 많은 어려움이 따르기 때문에 견인술을 적용하는 기간 동안 환자는 최대한 등을 견인침대에 편평하게 붙이도록 한다.

③ 고리가 연결된 나사 형태의 핀을 근위 척골부위에 삽입할 때 척골체와 주두가 합쳐지는 부위를 주로 이용한다(Fig 5-1-3).

④ 핀 삽입시 발생할 수 있는 문제점을 최소화 하기 위해 척골신경과 삼두근건 등과 같은 연부조직을 핀이 직접 통과하지 않도록 주의한다.

⑤ 골절의 양상에 따라 주관절이 90도인 상태에서 전완은 던롭(Dunlop) 견인의 형태 그리고 상완은 골견인 형태를 띌 수도 있고, 골편의 수직축에 해당하는 견인력만 필요한 경우도 있다(Fig 5-1-4).

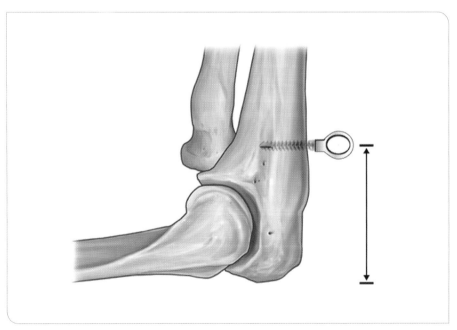

Fig 5-1-3 견인고리 나사의 척골부 삽입 위치

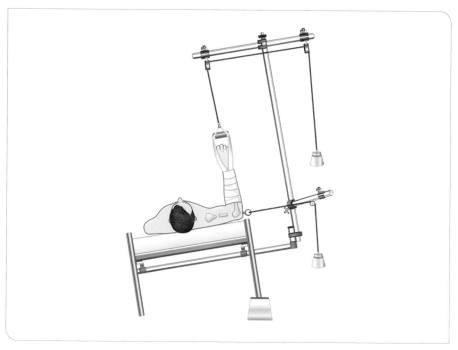

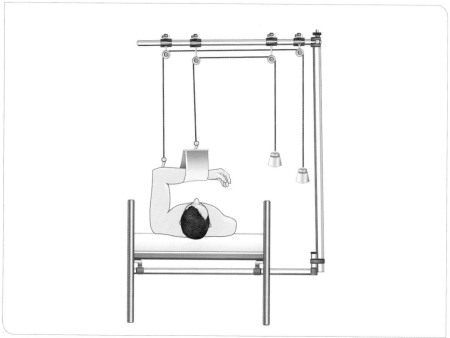

Fig 5-1-4 척골 근위부 핀삽입을 통한 상완골 견인술

6

하지 견인술

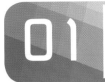

벅스(Buck) 견인

Buck's traction

1) 방법

① 환자를 견인 침대 정중앙에 앙와위 자세로 눕힌다.

② 하퇴부 둘레에 맞는 크기의 견인 스트랩을 선택한다.

③ 비골두 하단부터 견인용 스트랩을 펼쳐 'ㄷ'자 형태로 하지 내측 및 외측면에 위치시키고 탄력붕대로 과도하게 조이지 않도록 주의해서 감는다.

④ 무릎과 종아리 밑에 베개를 받쳐서 발뒤꿈치 부위가 눌리지 않도록 한다.

⑤ 견인력의 종축 위치에 프레임과 도르래 및 견인추를 설치하고 견인용 손잡이를 체간 위치 상부에 부착한 뒤 사용방법을 교육한다.

⑥ 족관절의 내, 외과 부위가 조일 수 있기 때문에 견인강도를 가볍게 적용하고 시간이 지나면서 견인용 스트랩과 탄력붕대가 원위부로 미끄러질 수 있으니 주기적으로 점검하고 교정해준다.

⑦ 필요하다면 건측 다리에도 동일한 방법으로 견인을 시행하여 환측 고관절의 외전 각도를 조절할 수 있다.

⑧ 대항견인력을 위해 견인측 침대 하단에 높임 블록을 받친다.

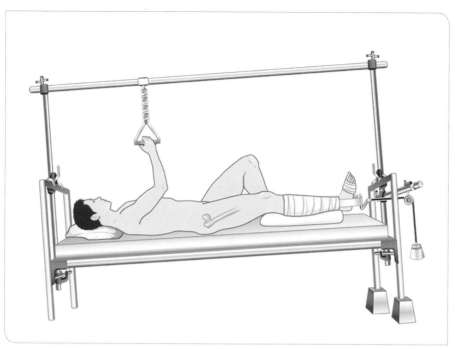

Fig 6-1-1 벅스(Buck) 견인장치(일측)

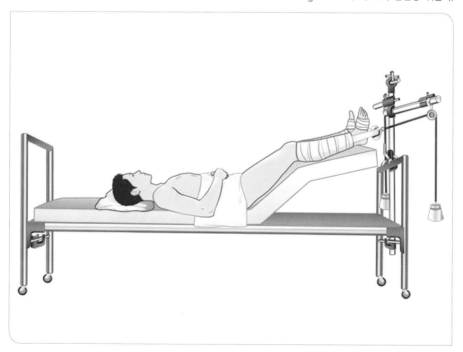

Fig 6-1-2 벅스(Buck) 견인장치(양측)

02 브라이언트(Bryant) 견인

Bryant's traction

1) 방법

① 환자를 견인 침대 정중앙에 앙와위 자세로 눕힌다.

② 하퇴부 둘레에 맞은 크기의 견인스트랩을 선택한다.

③ 고관절을 90도 각도로 굴곡시킨 후 비골두 하단부터 견인용 스트랩을 펼쳐서 'ㄷ'자 형태로 하지 내측 및 외측면에 위치시키고 탄력붕대로 과도하게 조이지 않도록 주의해서 감는다.

④ 견인력의 종축에 맞는 위치에 프레임과 도르래와 추를 설치하고 체간을 고정하는 천 형태의 고정대를 부착한다.

⑤ 추의 무게는 환자의 엉덩이가 매트리스에서 살짝 뜨는 정도의 무게를 유지하면 된다.

⑥ 족관절의 내, 외과 부위가 조일 수 있기 때문에 견인 강도를 가볍게 적용하고 시간이 지나면서 견인용 스트랩과 탄력붕대가 원위부로 미끄러질 수 있으니 주기적으로 점검하고 교정해준다.

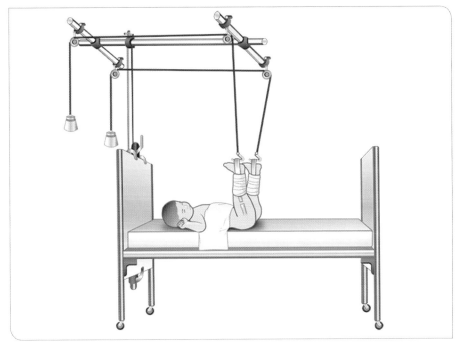

Fig 6-1-3 브라이언트(Bryant) 견인장치

1) 방법

① 환자를 견인 침대 정중앙에 앙와위 자세로 눕힌다.

② 하퇴부 둘레에 맞은 크기의 견인스트랩을 선택한다.

③ 고관절을 90도 각도로 굴곡시킨 후 견인용 스트랩을 펼쳐서 'ㄷ'자 형태로 허벅지 내측 및 외측면에 위치시키고 탄력붕대로 과도하게 조이지 않도록 주의해서 감는다.

④ 견인력의 종축에 맞는 환자의 고관절 위치에 무지개(rainbow) 견인용 프레임을 설치해 추를 설치하고 체간을 고정하는 천 형태의 고정대를 부착한다.

⑤ 추의 무게는 환자의 엉덩이가 매트리스에서 살짝 뜨는 정도의 무게를 유지하면 된다.

⑥ 환부에 상태에 따라 고관절의 외전각도를 넓히거나 줄여서 만족할 만한 수준의 결과를 얻을 때까지 견인을 유지한다.

⑦ 견인강도를 가볍게 적용하고 시간이 지나면서 견인용 스트랩과 탄력붕대가 원위부로 미끄러질 수 있으니 주기적으로 점검하고 교정해준다.

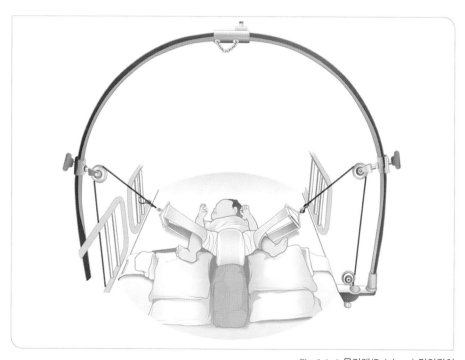

Fig 6-1-4 무지개(Rainbow) 견인장치

하지 견인술

04 러셀(Russel) 견인

Russel's traction

벅스(Buck) 견인장치에 무릎관절이나 대퇴부 하단에 지지 슬링이 추가 된 형태로 무릎의 굴곡각도를 좀 더 세밀하게 조절할 수 있는 특징이 있다.

1) 방법

① 환자를 견인 침대 정중앙에 앙와위 자세로 눕힌다.

② 하퇴부 둘레에 맞은 크기의 견인스트랩을 선택한다.

③ 비골두 하단부터 견인용 스트랩을 펼쳐서 'ㄷ'자 형태로 하지 내측 및 외측면에 위치시키고 과도하게 조이지 않도록 탄력붕대를 주의해서 감는다.

④ 하퇴부 골절은 무릎하단에 슬링을 대퇴부 골절은 골편을 지지하는 위치에 슬링을 설치한다.

⑤ 무릎관절의 각도 조절이 필요할 때에는 슬링 견인줄의 위치를 변경해 도르래를 부착하고 견인을 적용한다.

⑥ 대퇴골 골절에서 슬링의 견인줄은 수직 방향으로 올라갔다가 하퇴부에 견인고리를 거쳐 견인추에 연결될 수 있도록 각각의 프레임과 도르래를 부착한다.

⑦ 견인용 손잡이를 체간 위치 상부에 부착해 사용방법을 교육한다.

⑧ 대항견인력을 위해 견인측 침대 하단에 높임 블록을 받친다.

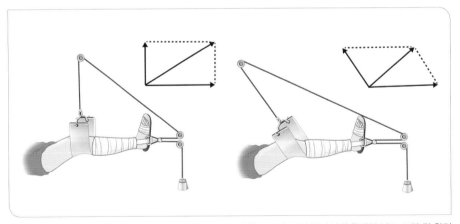

Fig 6-1-5 러셀(Russel) 견인 장치의 무릎관절 각도 조절 및 합력

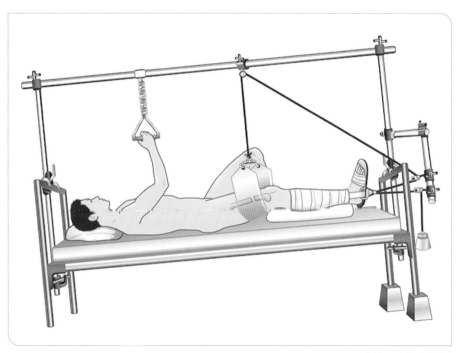

Fig 6-1-6 러셀(Russel) 견인 장치

05 분리 러셀(Split Russel) 견인

Split Russel's traction

러셀 견인 장치에서 단일 견인 줄로 구성된 형태를 골편을 감싸는 슬링과 하퇴를 당기는 견인력을 분리해 환부의 상태에 따라 견인력의 차이를 세밀하게 적용할 수 있는 특징이 있다.

1) 방법

① 환자를 견인 침대 정중앙에 앙와위 자세로 눕힌다.

② 하퇴부 둘레에 맞은 크기의 견인스트랩을 선택한다.

③ 비골두 하단부터 견인용 스트랩을 펼쳐서 'ㄷ'자 형태로 하지 내측 및 외측면에 위치시키고 과도하게 조이지 않도록 탄력붕대를 주의해서 감는다.

④ 대퇴부 골절의 골편을 지지하는 위치에 슬링을 설치한다.

⑤ 슬링의 수직위치에 도르래를 설치하고 부가적인 프레임 및 견인 추를 연결하고 임상 양상에 따라 토마스 부목을 받칠 수도 있다.

⑥ 하퇴부 견인용 스트랩에 견인고리를 걸어 견인추에 연결한다.

⑦ 견인용 손잡이를 체간 위치 상부에 부착해 사용 방법을 교육한다.

⑧ 대항견인력을 위해 견인측 침대 하단에 높임 블록을 받친다.

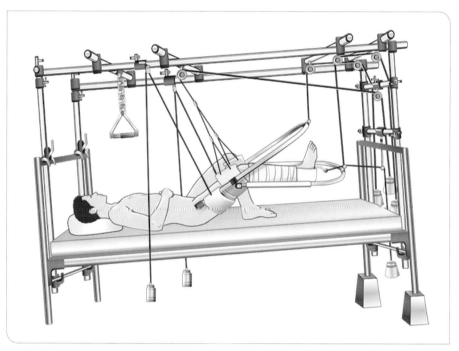

Fig 6-1-7 분리 러셀(Split Russel) 견인 장치

1) 방법

① 환자를 견인 침대 정중앙에 앙와위 자세로 눕힌다.

② 족관절의 외과 1인치 하방 및 후방 위치 그리고 내과 1¾ 인치 하방 및 1½ 후방 위치에 평행하게 핀을 삽입하며 경골 신경의 손상을 막기 위해 내측에서 외측 방향으로 삽입한다(Fig 6-1-8).

③ 발뒤꿈치 부위를 제외한 하퇴 밑 대퇴 위치를 안전하게 지지하기 위해 토마스 부목이나 뵐러–브라운(Bohler–Braun) 프레임을 받친다(Fig 6-1-9).

④ 골편의 위치에 종축으로 프레임 및 도르래를 위치시킨 후 추를 연결해 견인을 시행한다.

⑤ 견인용 손잡이를 체간 위치 상부에 부착해 사용 방법을 교육한다.

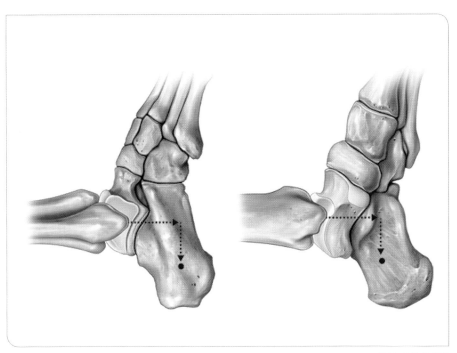

Fig 6-1-8 종골 핀 삽입 위치

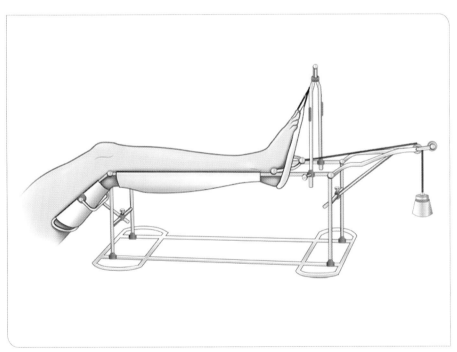

Fig 6-1-9 경비골 견인 장치 및 뵐러-브라운(Bohler-Braun) 프레임

원위 경비골 핀삽입을 통한 경골 고평부 견인

Tibial plateau traction using the pinning of distal tibia and fibula

1) 방법

① 환자를 견인 침대 정중앙에 앙와위 자세로 눕힌다.

② 족관절의 내과 첨부에서 1¼인치 상방, 외과 첨부에서 1¾ 인치 상방인 정 중앙 위치에 평행하게 핀을 삽입한다.

③ 발 뒤꿈치가 눌리지 않도록 하퇴에 베개를 받치고 골절부위를 포함한 무릎 하단이 지지되도록 슬링과 추를 연결한다.

④ 골편의 위치에 종축으로 프레임 및 도르래를 위치시킨 후 추를 연결해 견인을 시행한다.

⑤ 대항견인력을 위해 견인측 하부인 침대 하단에 높임 블록을 받친다.

⑥ 견인용 손잡이를 체간 위치 상부에 부착해 사용 방법을 교육한다.

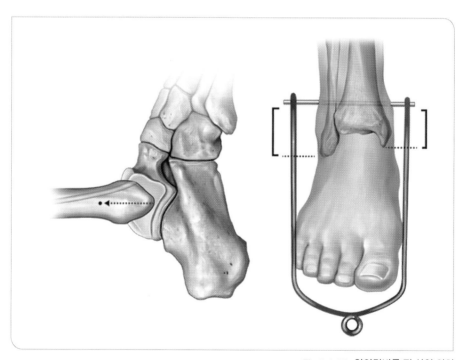

Fig 6-1-10 원위경비골 핀 삽입 위치

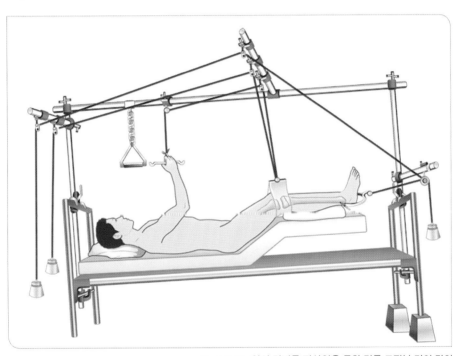

Fig 6-1-11 원위 경비골 핀삽입을 통한 경골 고평부 견인 장치

1) 방법

① 환자를 견인 침대 정중앙에 앙와위 자세로 눕힌다.

② 경골 결절 1인치 하방, 1인치 후방 위치에 핀을 삽입하며, 이때 경골신경의 손상을 피하기 위해 내측에서 외측방향으로 삽입한다.

③ 발뒤꿈치 부위를 제외한 하퇴 밑 대퇴 위치를 안전하게 지지하고 무릎의 굴곡각도 조절을 위해 토마스 부목을 받친다.

④ 골편의 위치에 종축으로 프레임 및 도르래를 위치시킨 후 추를 연결하고 토마스 부목을 들어 올려 환부에 적합한 무릎 굴곡각도를 설정한 위치에 도르래 및 추를 연결해 견인을 시행한다.

⑤ 대항견인력을 위해 견인측 하부인 침대 하단에 높임 블록을 받친다.

⑥ 견인용 손잡이를 체간 위치 상부에 부착해 사용 방법을 교육한다.

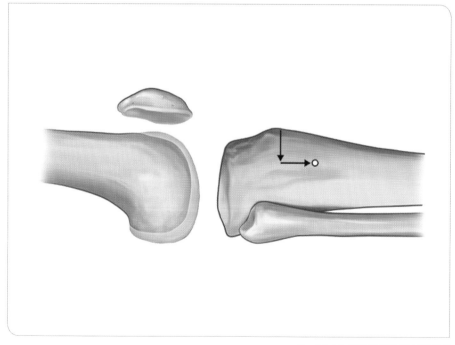

Fig 6-1-12 경골 근위부 핀 삽입 위치

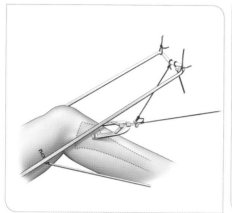

Fig 6-1-13 과상 골절 골견인술 예시

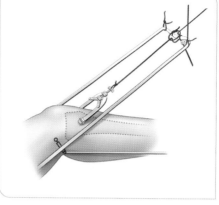

Fig 6-1-14 대퇴골 중부 위치 골절 골견인술 예시

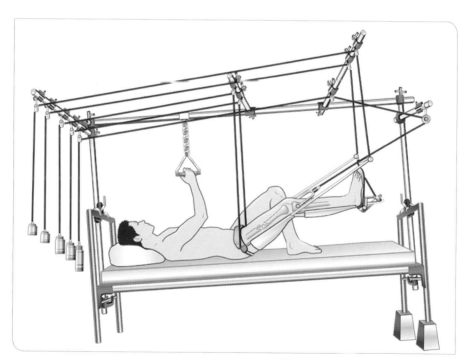

Fig 6-1-15 경골 근위부 핀삽입을 통한 대퇴골 견인 장치

09 대퇴 원위부 핀삽입을 통한 대퇴골 전자하 부위 견인 (90°-90° 견인)

90-90 traction

1) 방법

① 환자를 견인 침대 정중앙에 앙와위 자세로 눕힌다.

② 내전근 결절 1인치 하방 위치에 핀을 삽입한다.

③ 고관절과 무릎관절의 굴곡 각도를 90도로 하고 발뒤꿈치 부위를 제외한 하퇴에 슬링을 연결해 받친다.

④ 프레임 및 도르래를 부착한 후 추를 연결하고 견인을 시행한다.

⑤ 견인용 손잡이를 체간 위치 상부에 부착해 사용 방법을 교육한다.

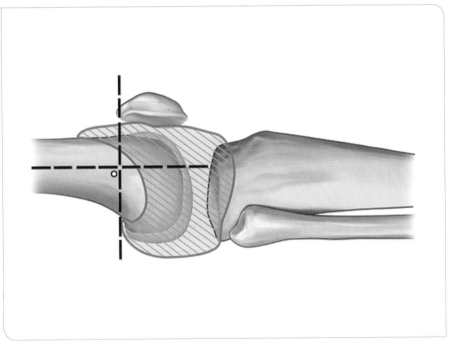

Fig 6-1-16 대퇴 원위부 핀 삽입 위치

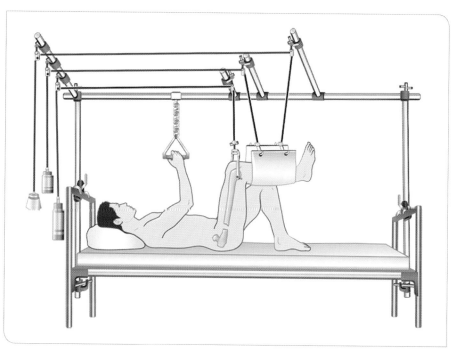

Fig 6-1-17 90°-90° 견인 장치

하지 견인술

171

7

척추 견인술

01 현수대를 통한 골반견인

Pelvis traction using
pelvic sling

1) 방법

① 환자를 견인 침대 정중앙에 앙와위 자세로 눕힌다.

② 환자의 체형에 맞는 골반을 감싸는 슬링을 선택한다.

③ 슬링을 감싸고 종축에 프레임과 도르래를 설치하고 추를 연결한다.

④ 견인용 손잡이를 체간 위치 상부에 부착해 사용 방법을 교육한다.

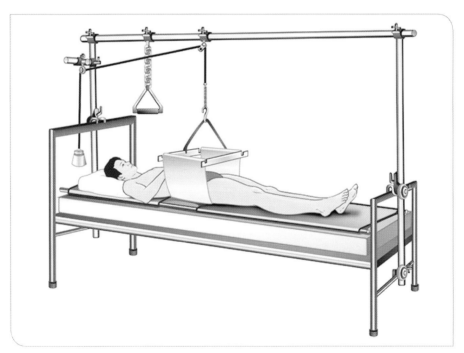

Fig 7-1-1 골반 견인 장치

02 골반 견인벨트를 통한 골반견인

Pelvis traction using pelvic traction belt

1) 방법

① 환자를 견인 침대 정중앙에 앙와위 자세로 눕힌다.

③ 환자의 체간하부를 감쌀 수 있는 크기의 견인 벨트를 선택한다.

③ 벨트를 연결한 견인줄 종축 위치에 프레임 및 도르래 추를 설치해 연결한다.

④ 대항견인력을 위해 견인측 하부인 침대 하단에 높임 블록을 받친다.

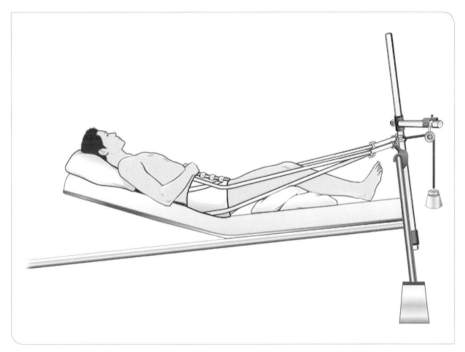

Fig 7-1-2 요부통증 감소를 위한 골반 견인 장치

03 홀터(Halter) 견인

Halter traction

1) 방법

① 환자를 견인 침대 정중앙에 앙와위 자세로 눕힌다.

② 환자의 턱과 후두부를 감쌀 수 있는 크기의 머리 홀터(head halter)를 선택한다.

③ 틀에 연결한 견인줄 종축 위치에 프레임 및 도르래, 추를 설치해 연결한다.

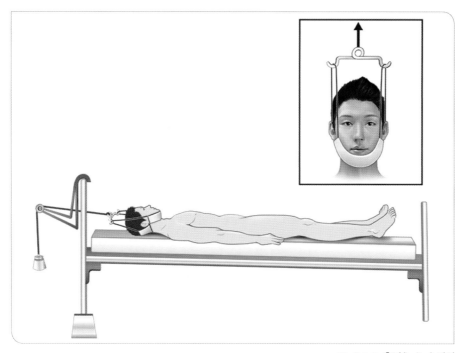

Fig 7-1-3 홀터(halter) 견인

04 가드너-웰스 집게 (Gardner-Wells tong) 견인

Gardner-Wells tong traction

1) 방법

① 환자를 견인 침대 정중앙에 앙와위 자세로 눕힌다.

② 가드너-웰스 집게(Gardner-Wells tong)를 측두골능 위치에 고정한다.

③ 틀에 연결한 견인줄 종축 위치에 프레임 및 도르래, 추를 설치해 연결한다.

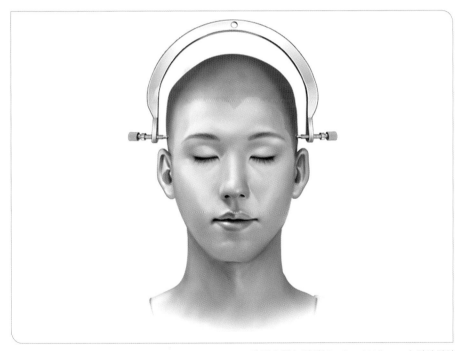

Fig 7-1-4 가드너-웰스 집게(Gardner-Wells tong) 견인 장치

색인 (INDEX)

한국어

영어

번호 / 기호

참고문헌

1) 정형외과 진료편람, 서울대학교 의과대학 정형외과학교실, 군자출판사

2) 필수 정형외과학, 대한 정형외과학회, 최신의학사

3) 학생을 위한 정형의학, 서울대학교 의과대학 정형외과학교실, 군자출판사

4) 제5회 임상술기 연수강좌 Basic procedure course 교본, 임상술기교육연구회, 우리의학사

5) A Clinical Manual of Orthopedic Traction Techniques, Gerhard Schmeisser, W. B. Saunders Company

6) 보조기·의지학, 정진우 외, 대학서림